Wolfgang Wieland · Diagnose

W DE G

Wolfgang Wieland

Diagnose

Überlegungen zur Medizintheorie

Walter de Gruyter · Berlin · New York
1975

CIP-Kurztitelaufnahme der Deutschen Bibliothek

Wieland, Wolfgang
Diagnose : Überlegungen zur Medizintheorie.
ISBN 3-11-006638-6

Satz und Druck: Saladruck, Berlin 36 · Einband: Mikolai, Berlin 10

Inhaltsverzeichnis

Vorwort

Der Patient wendet sich an einen Arzt. Er schildert seine Beschwerden und deutet seine Sorgen und Befürchtungen an. Der Arzt fragt nach, schöpft einen Verdacht, fragt daraufhin genauer nach. Er untersucht den Patienten und macht dabei von vielerlei technischen und apparativen Hilfsmitteln Gebrauch. Schließlich will er alle Informationen zusammenfassen und sucht zu diesem Zweck nach der Krankheit, die die vom Patienten geäußerten Beschwerden ebenso wie die an ihm erhobenen Befunde zu erklären vermag. Im Idealfall findet er diese Krankheit und nennt sie bei ihrem wissenschaftlichen Namen. Damit hat er den schwierigsten Teil der ärztlichen Aufgabe erfüllt: er hat eine Diagnose gestellt und damit die Ursache der Beschwerden des Patienten erkannt. Erst jetzt kann er dem Patienten einen spezifischen, wohlbegründeten Heilplan vorschlagen und die erforderlichen therapeutischen Maßnahmen einleiten. Dabei wird er gewissenhaft auch alle individuellen und persönlichen Bedingungen in Rechnung stellen, unter denen der Patient lebt.

So ähnlich könnte der Arzt ebenso wie der Patient die wesentlichen Elemente charakterisieren, die eine Behandlung und eine Beratung ausmachen. Denn diese Elemente konstituieren das Handlungsschema, auf das hin der Arzt ausgebildet worden ist. Er weiß, daß der Sinn seines Tuns allein in der Therapie liegt; methodisch bleibt sein Denken und Handeln gleichwohl immer an der Diagnose orientiert. Die Diagnose bestimmt ein Leitbild, das der Arzt auch dann noch anerkennt, wenn er in seinem Handeln längst andere Wege geht.

Doch ist jenes Handlungsschema wirklich noch dem adäquat, was in ärztlicher Praxis, zumal in klinischer Praxis, geschieht? Von verschiedener Seite aus hat man in letzter Zeit die Diagnose herkömmlicher Art in Frage gestellt und sie aus ihrer zentralen Stellung zu verdrängen gesucht, die sie im Schema ärztlichen Handelns einnimmt. Ist diese Kritik berechtigt? Wie ist sie zu beurteilen? Ist es möglich, gute und wirkungsvolle Medizin auch ohne Orientierung an Diagnosen zu betreiben? Gibt es eine ,,Medizin ohne Diagnose"?

Die vorliegenden Überlegungen zielen nicht darauf, dem Arzt bei seiner täglichen diagnostischen Arbeit zu helfen. Sie vermitteln keine neuen empirischen Erkenntnisse und keine neuen diagnostischen Techniken. Sie wollen vielmehr dazu beitragen, Voraussetzungen des ärztlichen Denkens und Handelns, über die sich der Arzt nur selten klar wird, zum Bewußtsein zu bringen. Zu selbstverständlich können gerade dem guten und erfahrenen Arzt manche Dinge erscheinen, als daß es sich für ihn lohnte, über sie nachzudenken. Daß der Behandlung des Patienten die Diagnose seiner Krankheit vorauszugehen habe, scheint ihm so evident zu sein, daß sich die Frage danach, was eine Diagnose eigentlich ist, erübrigt. Doch hinter solchen scheinbaren Selbstverständlichkeiten verbergen sich nicht selten hartnäckige Vorurteile. Der Arzt wird sich gewöhnlich selbst gar nicht klar darüber, wie wenig oftmals das optimale ärztliche Handeln mit der Vorstellung, die er sich von ihm macht und mit der Begründung, die er ihm zu geben gewohnt ist, zusammenstimmt. Es gehört zu den Aufgaben einer grundlagentheoretischen Überlegung, die zunächst als selbstverständlich hingenommenen Grundbegriffe eines Faches zu thematisieren sowie die mit ihnen verbundenen Selbsttäuschungen zu analysieren und zu berichtigen. Wie überall im Bereich des menschlichen Verhaltens, so muß man auch beim ärztlichen Handeln stets mit der Möglichkeit rechnen, daß der Handelnde von seinem Tun Vorstellungen entwickelt, die ihrem Gegenstand nicht immer adäquat sind. Die Aufklärung der hier möglicherweise vorliegenden Diskrepanzen ist eine der Aufgaben grundlagentheoretischer Untersuchungen.

Im engeren Sinne grundlagentheoretische Literatur ist im Umkreis der Medizin unserer Tage nur spärlich vertreten. Zwei überragende Werke verdienen indessen besondere Hervorhebung: Richard Kochs erstmals 1917 erschienenes Buch „Die ärztliche Diagnose" [24] und Alvan R. Feinsteins 1967 veröffentlichte Untersuchungen über "Clinical Judgment" [10]. Koch hat in seinem Buch eine Grundlagentheorie der Medizin zur Diskussion gestellt, die bis heute nicht überholt worden ist. Er konnte sich dabei zu seiner Zeit freilich noch auf eine lebendige Diskussion stützen, der unsere unmittelbare Gegenwart nichts Vergleichbares an die Seite zu stellen hat. Feinstein andererseits, Kliniker und Mathematiker zugleich, dringt zwar nicht mit derselben Intensität wie Koch zu den Prinzipienfragen der Medizin vor. Doch hat er wie kein anderer die Hilfsmittel der heutigen logischen und wissenschaftstheoretischen Reflexion in den Dienst der Medizintheorie gestellt. Auf diese Weise ist ein formaler Standard erreicht worden, hinter den eine um die Beantwortung von Prinzipienfragen bemühte Diskussion nicht mehr gut wird zurückfallen können.

Die Methodologie der Medizin war in früheren Zeiten ein Fach, das seinen festen Platz in der akademischen Ausbildung des Arztes hatte. Sie ist dann vor allem seit dem Beginn unseres Jahrhunderts immer mehr in Vergessenheit geraten, ohne daß damit auch ihre Probleme verschwunden wären. Der rasche Fortschritt im Bereich der naturwissenschaftlich erforschbaren Grundlagen der Medizin konnte sogar allzu leicht dazu verführen, in methodologischen Überlegungen den Ausdruck einer mittlerweile überholten Einstellung zu sehen. Doch auf diese Weise wurde dann nur ein Raum geschaffen für mancherlei Selbsttäuschungen, in denen sich viele Ärzte unserer Zeit über sich und über ihr Tun befinden. Derartige Selbsttäuschungen beeinträchtigen nicht nur das Urteilsvermögen im Hinblick auf neue Entwicklungen der Medizin. Ebenso sehr vermögen sie umgekehrt auch den Blick für das zu verstellen, was an der Tradition erhaltenswert ist. Die vorliegenden Überlegungen möchten deshalb das Verständnis für den Sinn und die Bedeutung methodologischer Untersuchungen im Bereich der Medizin wiedererwecken und damit zugleich zu einem sachgerechten Selbstverständnis des modernen Arztes beitragen.

Einleitung: Die Medizin und die grundlagentheoretische Diskussion

Wissenschaftstheoretische Überlegungen und Fragestellungen vermögen seit einigen Jahren ein Interesse auf sich zu ziehen, das über den Kreis der an logischer und methodologischer Grundlagenforschung unmittelbar Beteiligten weit hinausreicht. War noch bis ins vorige Jahrhundert die Wissenschaftstheorie eine fast esoterische Disziplin, die selbst im Bereich der Philosophie, von der sie abstammt, eher eine Außenseiterrolle spielte, so wird heute die Beschäftigung mit Grundfragen und Prinzipien der Wissenschaft sogar zu einem auch in den Wissenschaften selbst gepflegten Interessengebiet. Immer weniger ist man in den einzelnen Wissenschaften bereit, Grundlagen und Methoden unbefragt zu übernehmen und gleichsam bewußtlos mit ihnen zu arbeiten. Dieses Interesse an wissenschaftstheoretischen Fragestellungen mußte zunächst überraschen – hatten doch gerade die erfolgreichsten Disziplinen innerhalb der neuzeitlichen Wissenschaft ihre Ergebnisse unter der Voraussetzung erzielt, daß sie alle Prinzipienfragen bewußt aus dem Bereich möglicher Erörterungen ausklammerten und sich entschlossen der methodisch kontrollierten Detailforschung zuwandten. Das Interesse an Grundlagenproblemen war unter diesen Umständen in den Augen nicht weniger Forscher ein eher retardierendes Moment im Fortschritt der Wissenschaften.

Nachträglich läßt sich das plötzlich erwachte Interesse an der wissenschaftstheoretischen Reflexion indessen leicht plausibel machen. Denn die Spezialisierung innerhalb der einzelnen Disziplinen hat heute einen Grad erreicht, bei dem das Interesse an der Erkenntnis immer weniger befriedigt werden kann. War dieses Erkenntnisstreben ursprünglich ein genuiner, manchmal freilich auch nur vorgeschützter Antrieb der wissenschaftlichen Arbeit gewesen, so zeigte sich gerade im Zuge der fortschreitenden Spezialisierung der Wissenschaften, daß dieses Erkenntnisstreben gleichsam leerlief. Zu eng ist mittlerweile das Gebiet geworden, auf dem der einzelne Forscher noch Ergebnisse zu erzielen und auf dem er die Forschung sachverständig zu verfolgen und zu beurteilen vermag, als daß man annehmen dürfte, ein Interesse an der Erkenntnis könnte auf diesem Gebiet noch befriedigt werden. Die Folgen sind bekannt: Die Tätigkeit der meisten Wissenschaftler nimmt immer mehr die Gestalt einer Arbeit an, die sich von der Gestalt anderer Arbeit, wie sie in einem unter den Bedingungen industrieller Produktion lebenden Gemeinwesen vergeben und verrichtet wird, immer weniger unterscheidet.

Das Ethos des Erkenntnisstrebens, das die Wissenschaft seit alters begleitete, rechnete immer mit einer Erkenntnis, die des Wissens und der zu seiner Entdeckung aufgewendeten Mühe auch wert ist. Niemand wird aber behaupten wollen, daß die Ergebnisse moderner Einzelforschung um ihrer selbst willen wissenswert sind. Sie sind es höchstens noch Kraft der Funktion, die sie innerhalb eines umfassenderen Ganzen ausüben. Auf ein solches Ganzes aber, richtete sich ursprünglich das Erkenntnisstreben; nun, da längst niemand mehr den Anspruch erhebt, die Welt im ganzen erkennen zu können, hofft man, daß wenigstens die wissenschaftstheoretische Reflexion über die Partikularität der Einzelerkenntnis hinauszuführen vermag. Doch in welche Richtung führt diese Reflexion? Hier trennen sich die Wege. Entweder sucht man sich durch eine Beschäftigung mit den in seinem jeweiligen Fach angewendeten Methoden wenigstens indirekt über die Partikularität der als solche kaum noch interessierenden gegenstandsbezogenen Einzelerkenntnisse zu erheben, zumal da eine wissenschaftliche Disziplin in weit höherem Maße durch die von ihr angewendeten Methoden als durch ihren Gegenstandsbereich charakterisiert ist. Eine andere Möglichkeit besteht darin, daß man jenes Ganze auf dem Wege über die vielfältigen Verflechtungen zu erfassen sucht, durch die die wissenschaftliche Forschung mit ihren Resultaten in den Funktionskreis der Bedürfnisse der modernen Welt eingefügt ist.

Dem wissenschaftstheoretischen Interesse unserer Tage kommt die Tatsache entgegen, daß im Bereich der philosophischen Grundlagenforschung mit der modernen Logik ein Instrument entwickelt worden ist, ohne das eine Methodendiskussion schwerlich mit Aussicht auf greifbare Ergebnisse geführt werden kann. Die Arbeit innerhalb der Wissenschaftstheorie hat nicht zuletzt dank dieses Hilfsmittels heute schon einen solchen Umfang angenommen, daß sie sich als eigenständiges Fach zu etablieren beginnt. Diese Disziplin läuft sogar wegen der auch hier rasch zunehmenden Arbeitsteilung und Spezialisierung Gefahr, zu einem Fach unter anderen Fächern zu werden und den Antrieb, der zu wissenschaftstheoretischen Fragestellungen führte, darüber zu vergessen. Eine derartige Gefahr besteht weniger bei jenen Überlegungen, die sich mit dem Einfluß beschäftigen, den die Wissenschaften und ihre Forschungsergebnisse auf die Gestaltung der Ordnung des menschlichen Zusammenlebens ausüben. Jedoch die in diese Richtung zielenden Untersuchungen haben noch lange nicht den Grad an Klarheit und Nachprüfbarkeit erreicht, der den Ergebnissen des methodologisch orientierten Zweiges wissenschaftstheoretischer Überlegung eigen ist.

Nun hat es den wechselseitigen Einfluß zwischen den Wissenschaften und den Ordnungen des menschlichen Zusammenlebens gegeben, solange es Wissenschaft gibt. Doch dies war ein Einfluß, der zumeist unkontrolliert und gleichsam unterschwellig ausgeübt worden ist. Spätestens mit der Entwicklung der Kernenergie ist aber diese Bewußtseinsschwelle unwiderruflich überschritten worden. Ein Rückfall in eine früher in diesen Dingen zur Schau getragene Naivität ist nicht mehr gut möglich. Nachdem nun freilich der wechselseitige Einfluß von Wissenschaft und Gesellschaft offenkundig geworden war, fehlte es nicht an Versuchen, die Wissenschaft von hier aus in Pflicht zu nehmen. So fragwürdig sich auch manche derartige Versuche ausnehmen – man wird nicht davon absehen dürfen, daß das wissenschaftstheoretische Interesse von heute auch durch das Bestreben motiviert ist, die Wechselwirkungen zwischen Wissenschaft und menschlicher Lebenswelt zu kontrollieren und zu steuern.

Eines freilich darf man von wissenschaftstheoretischen Überlegungen nie erwarten: sie sind nicht imstande, den Bereich der Erkenntnisse der von ihnen untersuchten Wissenschaften zu erweitern. Die Einführung wissenschaftstheoretischer Prämissen erweitert niemals den Bereich der in der Wissenschaft selbst gültigen und begründbaren wahren Sätze. Erst recht würde sich die Wissenschaftstheorie übernehmen, wollte sie selbst die Interdependenz von Wissenschaft und Lebenswelt gestalten oder regulieren. Sie kann als Wissenschaftstheorie eine solche Interdependenz immer nur erkennen. Daher kann sie mit den Wissenschaften selber, deren Theorie sie ist, niemals konkurrieren. Sie hat es nicht mit den Gegenstandsgebieten der einzelnen Wissenschaften zu tun, sondern mit den Mitteln, mit deren Hilfe diese Sachgebiete behandelt werden. So besteht eine wesentliche Aufgabe der Wissenschaftstheorie gerade in der Analyse jener Begriffe, die von der Wissenschaft zwar ständig gebraucht, innerhalb ihrer jedoch niemals thematisiert werden. Diese Aufgabe ist alles andere als trivial. Denn zwischen dem, was eine Wissenschaft tut und den Begriffen, in denen sie sich selbst darstellt, können oft erhebliche Diskrepanzen bestehen. So sieht man es beispielsweise einem Begriff nie unmittelbar an, ob er gegenständlich auf eine bestimmte Wirklichkeit bezogen ist, oder ob es sich um den Begriff einer Fiktion handelt, der nur bestimmte Ordnungsfunktionen ausübt, oder ob man es mit einem Begriff zu tun hat, der zu seinem Gegenstand in einem kompensativen Verhältnis steht. In derartigen Differenzierungen hat die Wissenschaftstheorie ihr legitimes Arbeitsfeld.

Die Medizin hat bisher weit weniger als andere Disziplinen an den wissenschaftstheoretischen Diskussionen teilgenommen. Das ist schwerlich ein Zufall. Gelegentliche Versuche, das begriffliche Instrumentarium der Wissenschaftstheorie für die Medizin unmittelbar fruchtbar zu machen, zeigen ungewollt, daß man mit diesem Instrumentarium den von der Medizin gestellten Grundlagenproblemen kaum gerecht werden kann. Man gelangt auf diesem Wege vielleicht zu einer wissenschaftstheoretischen Analyse von Disziplinen, deren sich die Medizin als Hilfswissenschaften bedient, im günstigsten Fall also zu einer Analyse der Grundlagen der Pathophysiologie und der pathologischen Anatomie, jedoch niemals zu einer befriedigenden Theorie der Medizin. Woran liegt das?

Der Grund hierfür liegt in der Tatsache, daß die Medizin von Hause aus eine praktische Disziplin ist. Sie ist weder eine Natur- noch eine Sozialwissenschaft. Ihre Intention geht nicht darauf, ein Stück natürlicher oder sozialer Wirklichkeit zu erkennen, sondern darauf, in dieser Wirklichkeit bewußt und geplant zu handeln. Die wissenschaftstheoretischen Diskussionen sind jedoch so gut wie immer an den theoretischen Wissenschaften orientiert. Das geht so weit, daß man der Medizin unter der

Herrschaft des so orientierten Wissenschaftsbegriffs den Charakter einer Wissenschaft mitunter sogar abspricht. Die gegenwärtige, an den theoretischen Disziplinen orientierte Wissenschaftstheorie hat es vornehmlich mit der Analyse von Theorien zu tun, in denen die Arbeit dieser Disziplinen greifbar wird. So kann sie nach dem Aufbau und der Begründung der Erkenntnisse fragen, die gefunden zu haben eine Wissenschaft den Anspruch erhebt; sie kann nach den historischen Voraussetzungen der Theorienbildung und nach der Geschichte dieser Theorienbildung selbst fragen; schließlich kann sie sogar nach den Handlungen fragen, die für Entstehung und Begründung einer Theorie nötig sind. In jedem Fall bleibt die Wissenschaftstheorie eine Theorie über Theorien, oder, wie man heute zu sagen pflegt, eine Meta-Theorie. Sie bleibt auf einen Bereich bezogen, der zwischen den Polen von Forschung und Lehre liegt.

Die praktischen Disziplinen, zu denen die Medizin gehört, können jedoch durch die Analyse der in ihrem Bereich verwendeten Theorien nicht angemessen erfaßt werden. Zwar können sie, wie dies auch die Medizin tut, Theorien in ihren Dienst stellen. Aber ihr Zweck liegt unmittelbar in einem bestimmten Handeln und nicht in einer Theorie dieses Handelns. Daher greifen sie über den durch die Begriffe von Forschung und Lehre abgegrenzten Bezirk hinaus. Praktische Disziplinen von der Art der Medizin bedürfen nicht nur wissenschaftstheoretischer, sondern auch handlungstheoretischer Überlegungen, wenn es um die Erörterung ihrer Grundlagenprobleme geht. Im folgenden soll daher im Hinblick auf solche Erörterungen im Umkreis der Medizin von Grundlagentheorie anstatt von Wissenschaftstheorie gesprochen werden. Vor allem das zweite Kapitel der vorliegenden Überlegungen wird auf die hier einschlägigen Probleme noch einmal zurückkommen.

Selbstverständlich ist man auch bisher gegenüber den Eigenarten der praktischen Disziplinen nicht vollkommen blind gewesen. Dabei ist freilich weniger an modische Diskussionen über die praktische Relevanz wissenschaftlicher Disziplinen zu denken, Diskussionen, die noch viel zu sehr im Umkreis tagespolitischer Wünsche, Hoffnungen und manchmal auch Utopien stehen, als daß man von ihnen einen substantiellen Beitrag zur Beantwortung grundlagentheoretischer Fragen erwarten dürfte. Es ist vielmehr an die weitverbreitete Auffassung zu erinnern, nach der die praktischen ebenso wie die technischen Wissenschaften im Gegensatz zu den reinen, theoretischen Disziplinen als angewandte Wissenschaften zu verstehen sind.

Diese Kategorie der Anwendung stellt sich in der Tat wie von selbst ein, wenn es darum geht, den Status der Medizin zu bestimmen. Bezeichnet man die Medizin als angewandte Naturwissenschaft – vielleicht auch als angewandte Sozialwissenschaft –, so kann man mit allgemeiner Zustimmung rechnen. Denn jeder weiß natürlich, daß innerhalb der Medizin in weitestem Umfang Ergebnisse theoretischer Wissenschaften fruchtbar gemacht werden. Und doch liegt hier ein Mißverständnis nahe: Spricht man nämlich von einer angewandten Wissenschaft, dann spricht man vom Standpunkt jener Disziplin aus, die angewendet wird. Damit ist, ob man das will oder nicht, ein einseitiges Abhängigkeitsverhältnis unterstellt. Die reine Wissenschaft mag dann als selbständige, die angewandte Wissenschaft als unselbständige Disziplin erscheinen. Doch auf diese Weise wird man der Medizin nicht gerecht. So wichtig auch die Hilfsmittel sind, die sie von den theoretischen Wissenschaften von der Mathematik bis zur Pathophysiologie übernimmt und für ihre Zwecke fruchtbar macht – sie kann ihre Selbstdeutung nicht an diesen ihren Hilfsmitteln orientieren. Was Medizin ist und sein kann, bestimmt sich von ihren eigenen Intentionen und Zielen her, aber nicht primär von den Mitteln her, derer sie bedarf. Die Auswahl der Mittel reguliert sich immer nur aus den Bedürfnissen des Handlungszusammenhanges, innerhalb dessen der Arzt zu agieren hat. Es ist der Handelnde, der über die auszuwählenden Mittel zu bestimmen hat, nicht aber die Mittel über den Handelnden.

Dieser Sachverhalt ist bereits von W. Bieganski, einem vorzüglichen Medizintheoretiker der Jahrhundertwende, formuliert worden: „Unter dem Namen ‚angewandte Wissenschaft' verstehen wir eine solche, welche auf der Anwendung durch die theoretischen Wissenschaften erworbener Ergebnisse zu gewissen praktischen Zwecken beruht. Es hat den Anschein, als wenn eine derartige Anwendung keine Wissenschaft mehr sein kann und dass man nicht von angewandten Wissenschaften, sondern von der Anwendung theoretischer Wissenschaft auf die Praxis reden sollte. Es ist dem indessen nicht so, die Praxis hat ihr selbst eigene Aufgaben, mit welchen die theoretische Wissenschaft sich gar nicht befaßt" ([3] S. 22). Wenn dies richtig ist, dann werden die Grundfragen der Medizin im Blick auf jene Handlungen gestellt werden müssen, die zum überwiegenden Teil heute Anwendungen der Ergebnisse theoretischer Wissenschaft zum Inhalt haben mögen, deren Sinn und Ziel sich darin aber nicht erschöpft.

Praktische Disziplinen haben primär immer Beurteilungen, Planungen und vernünftige Motivierungen von Handlungen zum Gegenstand. In diesem Sinne ist die Medizin eine praktische Wissenschaft. Es ist nicht einzusehen, daß ihr wie anderen praktischen Disziplinen, Wissenschaftlichkeit nur deswegen zugestanden werden soll, weil sie von Ergebnissen theoretischer Wissenschaften Gebrauch macht. So gewiß nun aber auch das Handeln selber wieder zum Gegenstand einer theoretischen Wissenschaft erhoben werden kann, und so gewiß es für den Handelnden von Nutzen sein kann, wenn ihm eine gute Theorie des Handelns zur Verfügung steht – seine Probleme kann er sich doch niemals ganz von einer solchen Theorie abnehmen lassen. In diesem Sinne zielen die praktischen Disziplinen unmittelbar auf die Begründung vernünftigen Handelns. Sie begnügen sich nicht damit, eine darauf gerichtete Theorie zu entwickeln. Die Frage, welche Hilfsmittel von diesem Handeln benutzt werden, ist demgegenüber von sekundärem Rang.

Dem scheint das heute vorherrschende Selbstverständnis des Arztes zu widersprechen. Denn der heutige Arzt versteht sich auf Grund seiner Ausbildung und Erziehung zumeist so, daß er handelnd Erkenntnisse theoretischer Wissenschaften zum Wohl des Kranken anwendet. Hier kommt es nicht so sehr darauf an, ob es sich dabei ausschließlich um Erkenntnisse der Naturwissenschaften oder daneben auch um solche der Sozialwissenschaften handelt. Wesentlich ist nur, daß es die Kategorie der Anwendung ist, die das Selbstverständnis des Arztes bestimmt. Auf der einen Seite stehen dann die theoretischen Wissenschaften mit ihren Ergebnissen, auf der anderen Seite das Handeln. Für die Beurteilung seiner aber ist nach alter Tradition die Ethik zuständig, zumal da seine Probleme von den Wissenschaften, die das Handeln in seinen Dienst stellt, nicht mehr erreicht werden. So weiß sich der Arzt immer den Ansprüchen der Wissenschaft und denen der Ethik zugleich unterworfen.

Nun ist es natürlich richtig, daß jedes beliebige menschliche Handeln ethischer Beurteilung unterliegt. Doch es ist bekannt, daß im Bereich der Medizin das Ethische gelegentlich überstrapaziert und auf diese Weise auch entwertet wird. Gerade in Konfliktfällen kommt die Berufung auf das Ethische leicht zu früh. Daraus darf man niemandem einen persönlichen Vorwurf machen. Trotzdem wird man fragen dürfen, ob hier nicht ein Mißverständnis vorliegt, das vielleicht die Schuld daran trägt, daß die Berufung auf ethische Prinzipien auch dann nicht immer fraglos akzeptiert wird, wenn hinter ihr eine zweifelsfreie persönliche Integrität und subjektive Aufrichtigkeit steht. Der Arzt findet sich zwar überaus häufig in Entscheidungssituationen, die seine ärztliche Kunst betreffen. Doch diesen Entscheidungssituationen liegen nur ausnahmsweise einmal ethische Konflikte zugrunde. Im Normalfall handelt es sich um den Zwang zu einer ärztlichen Entscheidung, die allein im Blick auf die Regeln der ärztlichen Kunst zu fällen ist. Das bedeutet selbstverständlich ganz und gar nicht, daß sich ärztliche Entscheidungen insgesamt in einem Bereich abspielten, der ehtischer Beurteilung entzogen wäre. Gemeint ist vielmehr etwas anderes: Wenn man einmal von den seltenen echten, ethischen Konfliktsituationen absieht, reduziert sich das Ethische im Handeln des Arztes auf die Verpflichtung, die Regeln der ärztlichen Kunst stets gewissenhaft zu befolgen. Damit werden die ärztlichen Kunstregeln aber noch nicht unmittelbar selber zu inhaltlich bestimmten ethischen Pflichten. Gewiß ist es oft schwierig, das richtige durch die ärztlichen Kunstregeln geforderte Handeln herauszufinden. Aber auch dann werden die Entscheidungen, die der Arzt in einer für ihn unklaren Situation treffen muß, noch nicht unmittelbar zu ethischen Konfliktentscheidungen. Ethische Konflikte bezeichnen Ausnahmesituationen des Handelns. Der Regelfall des gewöhnlichen Handelns läßt sich aber von hier aus nicht ausreichend verstehen.

Das Mißverständnis hinsichtlich des Ethischen im ärztlichen Handeln wird nun aber durch eben jene Auffassung genährt, die die Medizin als angewandte Wissenschaft versteht. Dann hat man es freilich in der Tat auf der einen Seite mit wissenschaftlicher Erkenntnis, die wertfrei ist, auf der anderen Seite mit konkretem Handeln zu tun, das stets nach ethischen Prinzipien verantwortet werden muß. Der Sinn der Konzeption einer praktischen Wissenschaft wie der Medizin liegt aber darin, ein Verständnis des ärztlichen Denkens und Handelns zu ermöglichen, das nicht von der Aufspaltung in eine theoretisch-wissenschaftliche und eine praktisch-ethische Sphäre ausgehen muß, um seinem Gegenstand gerecht zu werden. Das Tun des Arztes läßt sich nun einmal nicht gut in naturwissenschaftliches (oder auch sozialwissenschaftliches) Erkennen und ethisches (oder auch politisches) Engagement auseinanderdividieren. Das Ethische wird jedoch überstrapaziert und damit unbeabsichtigt entwertet, wenn man es für jeden Einzelfall bemühen muß. Denn auch im Bereich des ärztlichen Handelns sind es nur Ausnahmefälle, in denen sich das Ethische nicht von selbst versteht. Die gewissenhafte Routine, die freilich eine lange Erfahrung voraussetzt, prägt das Verhalten des idealen Arztes weitaus stärker als die Bereitschaft und die Fähigkeit, in ethischen Konfliktsituationen die richtigen Entscheidungen zu treffen.

Will man der Eigenart der Medizin grundlagentheoretisch gerecht werden, so darf man sie also nicht von den Wissenschaften her bestimmen, die in ihr nur angewendet oder fruchtbar gemacht werden. Vielmehr muß man darauf sehen, daß die Medizin immer auf Handlungen zielt, in denen sie sich manifestiert, und die sie auf eine allgemein einsehbare Art zu begründen sucht. Alle Erkenntnisse theoretischer Wissenschaften haben in diesem Handlungszusammenhang nur eine dienende Funktion. Eine grundlagentheoretische Betrachtung der Medizin hat also mit der Tatsache Ernst zu machen, daß sie eine praktische Wissenschaft ist, das heißt, daß ihr Ziel nicht in der Aufstellung von Theorien, sondern allein in der Ermöglichung eines an Prinzipien orientierten vernünftigen Handelns liegt. Eine solche Grundlagentheorie darf also die gängige Scheidung von (theoretisch-)wissenschaftlichen und ethischen Fragen nicht als selbstverständliche Voraussetzung übernehmen, wenn sie nicht für die eigentlichen Probleme ihres Gegenstandes blind sein will.

Der Begriff der Diagnose ist einer der Fundamentalbegriffe der Medizin und der zentrale Orientierungspunkt im Denken des Arztes. An der Betrachtung eines solchen Begriffs muß sich die These bewähren, daß die Medizin ihrem Wesen nach eine praktische Wissenschaft ist. Möglichkeiten und Grenzen der Diagnose wird man nicht übersehen können, wenn man nicht realisiert, daß man in ihr nicht nur ein Erkenntniselement, sondern auch ein Handlungselement vor sich hat.

Erstes Kapitel: Randbedingungen des Diagnoseproblems

Erörtert man Grundbegriffe einer praktischen Disziplin, so darf man sich nicht darauf beschränken, die Stellung dieser Begriffe in dem der Disziplin zugeordneten Lehrsystem zu analysieren. Denn diese Grundbegriffe haben hier auch unmittelbar selber eine praktische Funktion innerhalb von Handlungszusammenhängen. Damit sind Randbedingungen gegeben, die sich aus einer logischen Begriffsanalyse allein nicht ergeben. Umgekehrt muß man diese Randbedingungen zur Kenntnis nehmen, bevor man mit einer Begriffsanalyse beginnt. Es ist nicht nur der Inhalt einer solchen Analyse, der von diesen Randbedingungen abhängig ist. Auch die bloße Tatsache, daß ein Grundbegriff überhaupt zum Gegenstand einer Erörterung gemacht wird, ist nicht notwendigerweise durch ein theoretisches Interesse motiviert; diese Tatsache kann selbst vielmehr ein Ausdruck praktischer Notwendigkeiten sein. Dies ist bei der gegenwärtigen, im Umkreis des Diagnosebegriffs geführten Diskussion der Fall.

A. Der Zwang zur Diagnose

Die zentrale Stellung der Diagnose für die ärztliche Praxis ist im Selbstverständnis des Arztes viel zu fest verankert, als daß sie durch grundlagentheoretische Überlegungen allein erschüttert werden könnte. Für die meisten Ärzte gehört die Diagnose so sehr zu den selbstverständlichen Orientierungspunkten des eigenen Tuns, daß es für sie schwer einzusehen ist, welchen Sinn es haben könnte, sie in einer grundlagentheoretischen Diskussion in Frage zu stellen. Über Selbstverständliches spricht man nicht – so scheint es. Doch gerade hinter scheinbaren Selbstverständlichkeiten verbergen sich oft schwer auflösbare Probleme. Gerade Grundbegriffe können Kompromisse anzeigen, bei denen die Entscheidungen über Dinge vertagt worden sind, die sich einer rationalen Erörterung bisher noch widersetzt haben. Daher muß der Grundlagentheoretiker gerade solchen scheinbaren Selbstverständlichkeiten gegenüber skeptisch sein, vor allem auch gegenüber dem Widerstand, den man ihrer Erörterung oft unbewußt entgegensetzt. Man hält allzu leicht für eine Denknotwendigkeit, was in Wahrheit vielleicht nur eine konventionelle Voraussetzung ist oder ein mehr oder weniger nützliches Vorurteil, dessen Tragweite man nicht überblickt.

Natürlich weiß jeder Arzt, daß sich sein Handeln nicht immer an einer kunstgerechten Diagnose orientieren kann. Zu viele Situationen gibt es, in denen Handeln geboten ist, ohne daß es sich aus einer zuvor gestellten Diagnose rechtfertigen ließe. Doch das tut der zentralen Stellung des Diagnosebegriffs in der Praxis keinen Abbruch. Im Gegenteil: das medizinische Denksystem stellt für alle diese Fälle Hilfsbegriffe zur Verfügung, die jene zentrale Stellung zur Voraussetzung haben. Diese Hilfsbegriffe gestatten es ihm, auch in den Fällen wenigstens noch mit Derivaten des Diagnosebegriffs zu arbeiten, in denen eine Diagnose im strengen Sinne des Wortes nicht erreichbar ist. So spricht man dann von Vermutungs- oder Verdachtdiagnosen, von Arbeits- oder Anhiebsdiagnosen, von Einweisungs- oder Überweisungsdiagnosen und dergleichen mehr. Selbst der im konkreten Fall objektiv vielleicht unvermeidliche Irrtum tritt im Gewand einer Fehldiagnose auf. Wir wissen heute vor allem durch die Ergebnisse der Praxisforschung, daß im Alltag des Allgemeinpraktikers die vollständige, lege artis gestellte Diagnose die große Ausnahme darstellt; gerade die erfolgreiche Arbeit des Praktikers spielt sich auf einer Ebene ab, auf der die herkömmlichen Diagnosebegriffe kaum anwendbar sind. Es ist indessen bezeichnend, daß jenes System von Hilfsbegriffen selbst in diesem Fall leistungsfähig genug war, die zentrale Stellung des Diagnosebegriffs in einem Gebiet zu sichern, dem ein ganz anders strukturiertes Begriffssystem vielleicht viel angemessener wäre. So zeigt sich gerade an derartigen Beispielen wieder das besondere Beharrungsvermögen, das in jeder wissenschaftlichen Disziplin den Grundbegriffen eignet. So sehr neue Entdeckungen und Entwicklungen auch das äußere Bild einer Wissenschaft oft in kurzer Zeit zu verändern vermögen, so träge verhalten sich solchen Veränderungen gegenüber gewöhnlich die Grundbegriffe. – Wie äußert sich nun der Zwang, den der Diagnosebegriff trotz möglicher Kritik an seiner Funktion und seiner Leistungsfähigkeit auf Denken und Handeln des Arztes auszuüben vermag? Inwiefern steht der Arzt selbst dann unter einem Zwang zur Diagnose, wenn er grundlagentheoretisch vielleicht diesem Begriff auch mit Kritik begegnet?

Der Zwang zur Diagnose ist zunächst einmal ein Zwang, den der Arzt auf sich selbst ausübt. Seine ganze Erziehung und Ausbildung ist am Leitbild der Diagnose orientiert. Was er in seinem Studium vor allem anderen gelernt hat oder gelernt zu haben glaubt, ist die Kunst, einem vom Patienten gebotenen Zustands- und Beschwerdebild einen wissenschaftlichen Krankheitsbegriff zuzuordnen. Eben darin besteht die Diagnosenstellung, zu deren kunstgerechter Ausführung ihn die Ausbildung nicht nur in den klinischen Fächern, sondern auch in den Grundlagenfächern befähigen soll. Die Therapeutik tritt in der Ausbildung gegenüber der Diagnostik bekanntlich weit zurück. Darin drückt sich aber durchaus nicht die Haltung eines therapeutischen Nihilismus aus, sondern nur die Überzeugung, die Ableitung therapeutischer Konsequenzen sei relativ einfach, wenn erst einmal die Diagnose vorliegt, die die ganze Anstrengung des Arztes verlangt. Natürlich braucht kein Arzt erst noch darüber belehrt zu werden, daß das Ziel aller seiner Bemühungen in der Therapie liegt. Er hat aber gelernt, daß jedes therapeutische Handeln der Legitimierung bedarf und daß er als Arzt diese Legitimation nur leisten kann, wenn er zuvor nach den Regeln der ärztlichen Kunst die entsprechende Diagnose gestellt hat. Er hat ferner gelernt, daß ärztliche Fehlentscheidungen fast immer auf diagnostische Irrtümer zurückgehen, dagegen kaum jemals vorkommen, wenn eine richtige Diagnose rechtzeitig gestellt worden ist. Da die Diagnose in weit höherem Maße als die von ihr abhängige Therapie der Gefahr des Irrtums ausgesetzt ist, verlangt sie den größten Teil der Anstrengung und der Aufmerksamkeit des Arztes.

So ist es zu verstehen, daß der angehende Arzt seine ersten, sein berufliches Selbstverständnis prägenden Erfolgserlebnisse im Bereich der Diagnosestellung sucht und findet. Die „Sicherung" einer Diagnose erscheint ihm als eine Aufgabe, deren Sinn und Berechtigung außerhalb jeden Zweifels steht. Das ist oft genug selbst dann noch der Fall, wenn keinerlei therapeutische Alternativen mehr auf diese Weise entschieden werden können.

Nun bringen es die Sachzwänge der Praxis mit sich, daß die Sicherung der Diagnose oft zu einem Ziel wird, das man guten Gewissens nicht mehr um jeden Preis erstreben kann. Denn sonst entstünde leicht die Gefahr, daß man um dieses Zieles wegen das im richtigen Augenblick zu tun Mögliche versäumt. So bildet sich dann in der Praxis bald eine bescheidenere Haltung aus; man lernt bald, daß diagnostischer Absolutismus keine praxisgerechte Haltung ist. Doch selbst in diesem Falle kann es sein, daß der Arzt seine Haltung als Kompromiß zwischen einem nach wie vor akzeptierten Ideal und der ihm nicht entsprechenden Wirklichkeit ansieht, aber nicht als sachgerechte Relativierung der Diagnose in ihrer Bedeutung für das ärztliche Handeln. So bleibt unangetastet jenes Selbstverständnis des Arztes, das ihn dazu bringt, erst mit der Sicherung der Diagnose festen Boden unter seinen Füßen zu fühlen.

Die Gefahren, die sich aus dieser Haltung ergeben können, sind bekannt: die einmal gestellte Diagnose hat die Tendenz, sich zu verselbständigen und sich zu verfestigen. Sie hat eine Trägheit und ein Beharrungsvermögen, das oft genug unterschätzt wird. Oft genug vermag sie es, sich gleichsam zwischen den Arzt und seinen Patienten zu schieben. Ist eine Diagnose einmal gestellt, so ist besondere Aufmerksamkeit nötig, wenn man Krankheitszeichen, die durch die Diagnose nicht gedeckt sind, am Patienten nicht übersehen will. Allzu leicht hat daher die einmal gestellte Diagnose auch eine Scheuklappenfunktion. Auch der beste Arzt läuft immer wieder einmal Gefahr, Diagnosen anstatt Patienten zum Partner zu haben, Diagnosen anstatt Patienten zu behandeln. Der Alltagsjargon der Klinik, der die Patienten nicht mit ihrem Namen, sondern mit ihren Diagnosen benennt, ist charakteristisch hierfür; bezeichnend ist es, daß sich dieser Jargon auch dann gewöhnlich durchzusetzen vermag, wenn ihm Ermahnungen oder gar Verbote entgegenstehen.

Dem Zwang zur Diagnose unterliegt aber der Arzt nicht nur auf Grund der prägenden Kraft jener Begriffs- und Vorstellungswelt, in der er selbst ausgebildet worden ist. Auch dann, wenn er sich selbst ein anderes Begriffssystem zurechtlegt, in dem sein Tun darstellbar und begründbar werden soll und in dem der klassische Diagnosebegriff möglicherweise keine zentrale Stelle mehr einnimmt, auch dann wird ein Zwang zur Diagnose immer noch vom ärztlichen Kollegen bewirkt. Die Diagnose ist immer auch ein Kommunikationsmittel, eine Art von begrifflichem Stenogramm, mit dessen Hilfe Wesentliches über den Zustand eines Patienten in knapper und für den Experten verständlicher Form mitgeteilt werden kann. So sehr man sich auch bemühen mag, den Zustand des jeweiligen Patienten möglichst detailliert und individuell zu beschreiben, so fordert doch der Zwang zur Verständigung eine Typisierung mit Hilfe von Begriffen hohen Allgemeinheitsgrades. Die Begriffe, die in Diagnosen vorkommen können, nehmen hierunter eine zentrale Stellung ein. Die Entwicklung der Medizin tendiert dahin, daß der Patient, der sich einer Behandlung unterziehen muß, immer weniger von nur einem Arzt behandelt und beurteilt wird. Um so wichtiger wird das begriffliche System der Verständigung, in dem die Ärzte untereinander kommunizieren. Bisher beruht dieses Kommunikationssystem jedoch noch eindeutig auf Diagnosebegriffen.

Derartige Sprach- und Begriffssysteme bilden die Grundlage jeder Verständigung. Im Detail lassen sie sich oft ohne großen Aufwand korrigieren und modifizieren. Dazu ist immer nur eine entsprechende Konvention erforderlich. Jede Konvention setzt aber voraus, daß ein Verständigungssystem bereits in Funktion ist. Daher kann man zwar jedes beliebige Element eines solchen Verständigungssystems durch eine entsprechende Konvention modifizieren oder gegen ein anderes Element auswechseln. Man kann dies aber niemals im Hinblick auf das Verständigungssystem als ganzes tun. Denn damit wäre eine der Bedingungen, unter denen Konventionen allein abgeschlossen werden können, aufgehoben. Daher muß man in jeder Sprache und auch in jeder Fachsprache die Bestandteile, über die jeweils eine Konvention abgeschlossen wird, von den Bestandteilen unterscheiden, die diese Konvention erst ermöglichen. So kann verständlich werden, warum sich Sprach- und Begriffssysteme niemals als ganze auswechseln oder gar revolutionieren lassen. Veränderungen, die das Ganze eines Kommunikationssystems betreffen, vollziehen sich daher gleichsam unterschwellig; wenn sie auch plötzlich manifest werden, so sind sie doch von langer Hand vorbereitet. So wird der Zwang zur Diagnose auch aus den Bedingungen des ärztlichen Kommunikationssystems verständlich: Für die Diagnosebegriffe im einzelnen gilt zwar, daß sie im Laufe der Zeit kommen und gehen. Die Tatsache aber, daß der Arzt überhaupt in Diagnosen denkt und im Blick auf sie sein Handeln rechtfertigt, gehört immer noch zu den Fundamenten des ärztlichen Kommunikationssystems. So ist es verständlich, daß auch alle wohlbegründete Kritik am Diagnosenbegriff dieses System einstweilen noch nicht ernstlich hat erschüttern können.

Zwang zur Diagnose resultiert aber auch aus den sozialen Systemen der Vorsorge und der verwalteten Krankheit. Krankheitszustände werden in diesen Systemen zu einem guten Teil erst durch die Diagnosen zu fungiblen und verwaltungsfähigen Größen. Schon um seiner Funktionsfähigkeit willen bedarf ein derartiges System der Möglichkeit, sich an bestimmten Fixpunkten, zu denen nun vor allem auch die Diagnose gehört, zu orientieren. Schon längst ist hier die Diagnose zu einer justiziablen Größe geworden. Soziale Rollen können auf dem Wege über eine Diagnose verändert, Rollenverpflichtungen endgültig oder vorübergehend aufgehoben werden. Diagnosen, mit Hilfe derer eine Entschädigungspflicht, eine Invalidisierung oder die Feststellung einer Unzurechnungsfähigkeit legitimiert wird, sind nur besonders hervorstechende Beispiele aus einer langen Reihe von Möglichkeiten, mittels der Diagnose in die sozialen Beziehungen und in den sozialen Status des Patienten einzugreifen. In solchen Fällen gehört die Diagnose gleichsam zu der Drehscheibe, über die die Verteilung sozialer Leistungen und sozialer Chancen läuft.

Unter den Bedingungen der sozialen Systeme der verwalteten Krankheit stehen nur noch scheinbar ein individueller Arzt und ein individueller Patient einander gegenüber. Wenn der Patient den Rat des Arztes beansprucht, stehen beide, jeder in seiner Rolle, bereits in vielfältigen Abhängigkeitsbeziehungen. Deswegen braucht das individuelle Verhältnis von Patient und Arzt noch lange nicht vom anonymen System der verwalteten Krankheit aufgesogen zu werden. Umgekehrt sollte es ja gerade eine Aufgabe dieses Systems sein, den Raum für jene individuelle Beziehung freizugeben. Doch das Verwaltungssystem bedarf im Hinblick auf seine Leistungen und seine Versagungen schon um seiner eigenen Funktionsfähigkeit willen verläßlicher Orientierungspunkte. So wird hier der Zwang zur Diagnose auf sehr sinnenfällige Weise durch entsprechende Rubriken auf Formularen ausgeübt, die der Arzt auszufüllen hat. Daß es sich bei der Eintragung einer derartigen Formulardiagnose gelegentlich auch um eine Farce handeln kann, ist bekannt. Doch gerade damit wird der Diagnosenzwang für den Arzt besonders augenfällig. Er ist immer wieder gezwungen, sich auch dann auf eine Diagnose festzulegen, wenn er sie ärztlich nicht oder noch nicht begründen kann.

Daß es sich hierbei nicht nur um eine Erscheinung unserer unmittelbaren Gegenwart handelt, zeigt E. Schweningers Klage aus dem Beginn unseres Jahrhunderts: „Diagnosen waren immer billig, jetzt aber werden sie geradezu verschleudert" ([33] S. 129). Freilich wird man heute anderer Meinung über die Billigkeit einer Diagnose sein. Es steht fest, daß unter den gegenwärtigen Bedingungen jede Diagnose ihren Preis hat. Zu ihrer Gewinnung bedarf es eines Kostenaufwandes, der beängstigend schnell ansteigt. Extrapoliert man diese Entwicklung, so ist abzusehen, daß die Anwendung und ebenso die Fortentwicklung diagnostischer Möglichkeiten in nicht zu ferner Zeit in einem Maße von Wirtschaftlichkeitsberechnungen abhängig sein wird, von dem wir uns heute noch schwerlich eine Vorstellung machen können.

Zwang zur Diagnose geht schließlich auch vom Patienten aus. Er erwartet vom Arzt nicht nur Heilung, sondern – als Kennzeichen der ärztlichen Kompetenz – eine Diagnosestellung. Oft akzeptiert er sogar noch eher eine Fehldiagnose als jenes sachgerechte, problemabwägende Verhalten, das sich der Vieldeutigkeit fast jedes Beschwerdebildes bewußt wird und sich gerade deshalb nicht vorschnell festlegen will. Der Patient hat schon immer eine umrißhafte Vorstellung von verschiedenen Krankheiten, und er versucht, seine Beschwerden im Blick auf solche Krankheitseinheiten schon selbst zu deuten. Kein Patient kommt nur mit Beschwerden, rein als solchen, zum Arzt. Ob er es weiß oder nicht: er hat zu seinen Beschwerden immer schon Stellung genommen, er hat sie bewertet und beurteilt. Sie sind keine an ihm nur vorkommenden Ereignisse, sondern er hat sich zu seinen Beschwerden immer schon in eine Beziehung gesetzt. Es ist ein allgemeingültiger anthropologischer Grundsatz, daß es im Bewußtsein des lebenden und handelnden Menschen keine reinen Fakten, sondern immer nur bereits gedeutete Fakten gibt. Faktum und Deutung sind in allen Lebensbereichen des Menschen so miteinander verschlungen, daß es außerordentlicher methodischer Anstrengung bedarf, wenn man beides voneinander trennen will. Es ist ein wichtiges Kriterium der wissenschaftlichen Einstellung im Gegensatz zur Einstellung des natürlichen Bewußtseins, daß hier planmäßig versucht wird, das Gewebe von Fakten und Deutungen in seine Bestandteile aufzulösen. Man hat Grund zu der Annahme, daß es sich dabei auch in den Wissenschaften nicht um eine Aufgabe handelt, die ein für allemal gelöst werden könnte. Wahrscheinlich stellt das deutungsfreie Faktum einen Grenzbegriff dar, der ein Ideal bezeichnet, an dem man sich orientieren mag, das man andererseits jedoch niemals ganz verwirklichen kann.

Der Patient kommt also mit Beschwerden zum Arzt, die er bereits auf die eine oder andere Weise gedeutet hat. Diese Deutung kann in einer Selbstdiagnose greifbar werden, die dem Arzt angeboten wird. Natürlich ist eine solche Selbstdiagnose keine interessefreie Stellungnahme des Patienten, denn in dieser Form der Deutung sprechen sich Hoffnungen ebenso wie Befürchtungen und Ängste aus. Diese Selbstdiagnose ist aber gerade deswegen immer ernst zu nehmen, auch dann, wenn sie offensichtlich eine Fehldeutung ist. Denn auch dann kann aus ihr mehr hervorgehen als aus den Beschwerdeäußerungen, die der Patient spontan anbietet oder zu denen er erst durch gezielte Fragen des Arztes provoziert wird.

So erhält der Arzt in vielen Fällen vom Patienten das Angebot einer Diagnose, zu der er in irgendeiner Weise Stellung nehmen muß. Es versteht sich von selbst, daß die Selbstdiagnosen, mit denen der Patient seine Beschwerden deutet, nicht auf der Basis eines wissenschaftlichen klinischen Diagnosesystems gestellt werden, noch nicht einmal dann, wenn äußerlich gleichlautende Ausdrücke verwendet werden. Doch man darf nun nicht etwa annehmen, es existierte ein vollständiges volkstümliches Deutungssystem, dem der Patient seine Selbstdiagnosen entnimmt. Denn die populären Krankheitsbegriffe bilden keinen streng für sich abgesonderten Bereich. Sie sind auf vielfältige und komplizierte Weise mit dem wissenschaftlichen Diagnosesystem verbunden; dabei muß man in Rechnung stellen, daß die diagnostischen Begriffe des Klinikers wieder von denen des Allgemeinpraktikers erheblich differieren können (L. v. Ferber [11, 12]).

Die Gesundheitsaufklärung der Massenmedien führt beim Patienten heute zu einem Deutungspotential, das der Arzt unbedingt in Rechnung stellen muß. Er verlangt zwar oft noch vom Patienten eine deutungsfreie Schilderung der Beschwerden und behält sich selbst die Deutung vor. Es ist fraglich, ob der Satz „Diagnosen sind nur für Ärzte da" überhaupt jemals der realen Patient-Arzt-Situation adäquat war; unter den gegenwärtigen Bedingungen ist er bestimmt anachronistisch. Wird vom Patienten eine deutungsfreie Schilderung seiner Beschwerden verlangt, so ist er überfordert. Denn es wird von ihm eine Abstraktionsleistung erwartet, die ihm nicht zuzumuten ist. Die natürliche, unreflektierte Einstellung ist jener gleichsam phänomenologischen Bewußtseinshaltung, die man einnehmen muß, um Beschwerden rein als solche, unabhängig von aller Deutung, zu erleben, geradewegs entgegengesetzt. Für den Arzt mag es freilich zuweilen so aussehen, als stehe die Selbstdeutung des Patienten zwischen ihm als Arzt und der eigentlichen, von ihm zu erkennenden und zu behandelnden Krankheit des Patienten. Es gibt aber kein einfaches Mittel, das es gestattete, den Bereich zu eliminieren, in dem sich die Selbstdiagnose des Patienten bewegt. Sie gehört zur Zustandsschilderung, die der Arzt vom Patienten erwartet, untrennbar hinzu.

Natürlich ist der Patient an der Diagnose nicht um ihrer selbst willen interessiert. Von ungleich höherem Interesse ist für ihn die Prognose. Doch die Prognose ist nun einmal unter der Voraussetzung des herkömmlichen Systems der Krankheitsbegriffe untrennbar mit der Diagnose verknüpft. In dieser Hinsicht besteht kein Unterschied zwischen den Begriffssystemen der Diagnosen der wissenschaftlichen Medizin und denen der Populardiagnosen. Kein Weg führt jedoch unmittelbar von den Beschwerden des Patienten zur Prognose. Daß die Prognose, auf die sich das Interesse des Patienten vor allem richtet, in unserem Begriffssystem zu einer Funktion der Diagnose geworden ist, erklärt den von den legitimen Bedürfnissen des Patienten ausgehenden Zwang zur Diagnose. Nur auf dem Weg über eine Diagnose verbindet sich mit den Beschwerden eine prospektive Potenz, die dafür verantwortlich ist, daß diese Beschwerden dann gleichsam in einem Hof von Hoffnungen und Befürchtungen erlebt werden.

Der Patient erwartet vom Arzt nicht nur die objektive Beseitigung seiner Beschwerden, sondern zugleich eine Stellungnahme zu seinen Hoffnungen und Befürchtungen; er will eine Bestätigung oder Zurückweisung der Selbstdiagnose, die er dem Arzt anbietet. Es sind nur seltene Fälle, in denen bei infauster Prognose ein stillschweigender Konsens zwischen Patient und Arzt entsteht, der das Verlangen des Patienten nach einer Beurteilung seiner Situation aufhebt. Im Normalfall jedoch kann das Begehren nach Klarheit über den eigenen Zustand dem Begehren nach Heilung gleichgewichtig sein. Denn oft ist die Unsicherheit des Patienten hinsichtlich der Beschwerdedeutung mehr noch als die Beschwerde selbst der Anlaß für den Gang zum Arzt. Die Mitteilung der Diagnose durch den Arzt kann selbst schon ein therapeutischer Faktor sein. Wo dies nicht der Fall ist, können freilich Konfliktsituationen entstehen, weil zwischen dem ärztlichen Auftrag und rechtlich gebotener Aufklärungspflicht nicht in allen Fällen auf befriedigende Weise vermittelt werden kann. Doch auch am Problem der ärztlichen Aufklärungspflicht wird deutlich, daß die Diagnose mittlerweile auch in bezug auf den Patienten selber zu einer justiziablen Größe geworden ist. Es gibt ein einklagbares Recht auf die Diagnose.

Die Diagnose ist also längst als Faktor in die Interaktion zwischen Patient und Arzt eingegangen. Nicht übersehen darf man freilich, daß sie nicht nur für den Arzt, sondern auch für den Patienten ein Eigenleben zu entfalten vermag. Der Patient kann sich mitunter so stark an eine einmal gestellte Diagnose fixieren, daß er am Ende kaum mehr an seinen Beschwerden, sondern an seiner Diagnose leidet. So sehr die Diagnose manchmal dem Patienten helfen kann, sich von seinen Leiden zu distanzieren, so sehr kann die einmal gestellte Diagnose selbst der eigentliche Gegenstand des subjektiven Leidens werden. Der Patient kann lernen, mit seiner Diagnose zu leben und sie gar noch zu pflegen. Daher muß der Arzt auch immer mit der Möglichkeit rechnen, daß durch eine an sich richtige Diagnose ein abnormer Zustand auch stabilisiert werden kann. Entsprechende Probleme können insbesondere im Bereich der Psychiatrie auftauchen. Alle diese Möglichkeiten zeigen indes auf ihre Weise, wie Fakten und ihre Deutungen ein Geflecht bilden, das auf der Ebene des gewöhnlichen und unreflektierten Bewußtseins nicht aufgelöst werden kann.

B. Die Kritik am Diagnosebegriff

Nur vor dem Hintergrund jenes Zwanges zur Diagnose, für den der vorige Abschnitt einige Beispiele zu geben suchte, läßt sich der Stellenwert der heute von verschiedenen Seiten aus am Diagnosebegriff geübten Kritik richtig beurteilen. Denn man muß berücksichtigen, daß es alle an diesem Begriff geübte Kritik bisher nicht vermocht hat, die Herrschaft dieses Begriffs in der ärztlichen Praxis merklich zu beeinflussen, gleichgültig, wie gut begründet diese Kritik im einzelnen auch sein mag.

Daß die aus allgemein grundlagentheoretischem Interesse geübte Kritik am Diagnosebegriff die Praxis bislang nicht hat erschüttern können, braucht nicht weiter zu verwundern. Auf Grund von Überlegungen, wie sie am tiefschürfendsten von R. Koch [24, 25] angestellt worden sind, weiß man zwar seit langem, daß es sich bei den in der herkömmlichen Diagnose verwendeten Krankheitsbegriffen um Fiktionen handelt. Doch das waren Überlegungen, die immer nur am Rande der Medizin angesiedelt waren, so richtig ihre Ergebnisse inhaltlich auch sein mochten. So lange sich Fiktionen bewähren, ist es für die Praxis ohne Belang, ob man in ihnen mehr sieht, als sie in Wirklichkeit sind. So ist es verständlich, daß diese Überlegungen das Werk von Einzelgängern blieben, die eine nennenswerte Wirkung auf das Selbstverständnis der praktisch betriebenen Medizin nicht ausüben konnten.

Freilich scheint sich das in anderen Wissenschaften schon seit einiger Zeit virulente grundlagentheoretische Interesse jetzt auch in der Medizin zu regen. Erste Versuche, die vor allem an Hand der Analyse der exakten Naturwissenschaften gewonnenen wissenschaftstheoretischen Begriffsbildungen auf die Medizin zu übertragen, liegen bereits vor. Aber auch von hier aus sind keine Änderungen im Begriffsgefüge der Medizin zu erwarten. Grundlagentheoretische Erörterungen kommen ohnehin immer schon zu spät für mögliche Änderungen. Sie können in der Praxis keine Änderungen initiieren; sie können nur Änderungen, die sich bereits vollzogen haben, feststellen, auf Begriffe bringen und kodifizieren. Das allen echten Grundbegriffen eigentümliche Beharrungsvermögen bringt es mit sich, daß sich gerade in den praktischen Disziplinen neue Begriffe niemals allein auf Grund logischer oder systematischer Vorzüge durchsetzen können. Sie setzen sich vielmehr nur dann durch, wenn die alten, etablierten Begriffe für die weitere Arbeit geradezu hinderlich geworden sind. Als praktische Disziplin ist die Medizin mehr als jede theoretische Wissenschaft an greifbaren Erfolgen interessiert. Wo es Handlungszwänge gibt, ist es nicht angängig, bestimmte Fragen in der Schwebe zu lassen. So muß eine praktische Disziplin bereit sein, Erfolg auch unter der Bedingung zu erzielen, daß er möglicherweise mit dem in Widerspruch steht, was in Grundlagenfragen sonst allgemein akzeptiert ist. Eine gewisse Gleichgültigkeit gegenüber Grundlagenfragen ist daher in der Medizin durchaus verständlich. Solange es den Bedürfnissen der Praxis nicht entgegensteht, vermag sich ein Begriffssystem auch dann zu behaupten, wenn seine Inadäquatheit theoretisch eingesehen werden kann.

Verständlich ist aus ähnlichen Gründen, daß auch das medizinhistorische Interesse nicht zu einer in die Praxis wirkenden Kritik am Diagnosebegriff geführt hat. Zwar hat die Medizinhistorie das Bewußtsein dafür schärfen können, wie heterogen das Begriffssystem ist, das unseren Diagnosen zugrundeliegt. Denn die Krankheitsbegriffe, mit denen wir arbeiten, sind unter ganz verschiedenen Bedingungen geprägt worden. Sie repräsentieren unterschiedliche Schulen mit oft divergenten pathologischen und nosologischen Vorstellungen. So zeigt die historische Betrachtung einen der Gründe auf, warum die heute verwendeten Krankheitsbegriffe kein natürliches und logisch befriedigendes System bilden. Doch auch hier gilt, daß es eine praktische Disziplin nicht anzufechten braucht, wenn ihr Begriffssystem auch noch so heterogen ist. Die historische Kritik am System der Krankheitsbegriffe bleibt ebenso wie die logische Kritik so lange folgenlos, als seine Anwendung in der Praxis nicht zu Schwierigkeiten führt, die durch Differenzierungen innerhalb seiner nicht mehr beseitigt werden können. Freilich lehrt die Medizinhistorie auch, daß das Denken in Krankheitseinheiten und den auf sie bezogenen Diagnosen nur eine von mehreren Möglichkeiten ist, Medizin zu betreiben. Es gab Gestalten der Medizin, in denen zweckmäßiges Handeln praktiziert wurde, auch ohne daß es dazu einer Diagnose bedurft hätte. Dazu gehören etwa die Gestalten der Medizin, bei denen sich das ärztliche Handeln an einer Semiotik, also einer Lehre von den Krankheitszeichen orientiert, aber auch die Gestalten, die eine Kunst der Prognostik entwickelt haben, die keiner Orientierung an einer zuvor gestellten Diagnose bedarf.

So zeigt die Medizinhistorie wie jede Historie vor allem die Kontingenz auf, die in allem, was wir gegenwärtig für richtig halten, verborgen ist. Sie lehrt, wie verschiedenartig die Begriffssysteme sind, in denen sich die ärztliche Tätigkeit darzustellen versucht. Solche Einsichten brauchen noch lange nicht zu einem Relativismus zu führen, der für Unterschiede in der Leistungsfähigkeit dieser Systeme blind ist. Daher kann die Medizinhistorie auch das Bewußtsein für Möglichkeiten schärfen, die einmal hätten verwirklicht werden können, jedoch nicht verwirklicht worden sind, die aber vielleicht zu einem späteren Zeitpunkt noch einmal wieder fruchtbar gemacht werden können.

Die Medizinhistorie ist ein Fach, das in Deutschland vor allem im letzten Jahrzehnt extensive Förderung erfahren durfte. Doch in den medizinischen Fakultäten ist dieses Fach bislang eine Randerscheinung geblieben. Jedenfalls wird man der Stellung, die dieses Fach in der Ausbildung zum Arzt einnehmen könnte, nicht gerecht, wenn man ihm nur die Aufgaben zuweist, fachbezogene historische Bildung zu vermitteln. Seinen Möglichkeiten wird man besser gerecht, wenn man ihm die Aufgabe zuweist, das Bewußtsein von der Kontingenz, die in allen unseren Vorstellungen enthalten ist, zu schärfen. In einer Epoche, in der Neuerungen und Veränderungen auch in der Medizin in immer kürzeren Intervallen eintreten, kann eine die historische Dimension auf vernünftige Weise einbeziehende ärztliche Ausbildung vor allem die Fähigkeit ausbilden, solche Veränderungen zu erfassen und in angemessener Weise zu ihnen Stellung zu nehmen. Dies betrifft nicht zuletzt auch die Grundbegriffe der Medizin: Kenntnis ihrer historischen Dimension führt dazu, einen bewußten Gebrauch von ihnen zu machen, ihre Leistungsfähigkeit zu prüfen und sie jedenfalls nicht im Status von Voraussetzungen zu belassen, die man nur deshalb für denknotwendig hält, weil man mögliche Alternativen nicht kennt.

Die einzige auf die Praxis wirkende Kritik am Diagnosebegriff ist unter diesen Umständen nur aus der Praxis selbst zu erwarten. Solche Kritik wird heute im Rahmen unterschiedlicher Kontexte vorgetragen. Zum einen handelt es sich darum, daß eine rasche Entwicklung an Informations- und Handlungsmöglichkeiten, die dem modernen Arzt zur Verfügung stehen, die

Frage hat aufkommen lassen, ob die herkömmliche Diagnose wirklich immer noch das optimale Mittel ist, ärztliches Wissen und ärztliches Handeln aufeinander zu beziehen. Es ist eine Frage, die in verschärfter Form gestellt wird, seitdem man den Versuch unternimmt, die Hilfsmittel der elektronischen Datenverarbeitung nicht nur für die medizinische Forschung, sondern auch für die Krankenbehandlung fruchtbar zu machen. Zum anderen aber handelt es sich darum, daß die Bemühungen um eine wissenschaftliche Erforschung der Allgemeinmedizin und der Allgemeinpraxis zu dem Ergebnis geführt haben, daß in diesem Bereich die Diagnose als zentrales Orientierungsmittel für den Arzt eine weit geringere Rolle spielt, als man gemeinhin annimmt. Um diese Kritik zu verstehen, ist eine Vorbetrachtung sinnvoll.

Der ärztliche Auftrag läßt sich in optimaler Weise erfüllen, wenn zwischen den Möglichkeiten ärztlichen Handelns und den Möglichkeiten einer adäquaten Beurteilung der Situation, in die das Handeln eingreifen soll, ein ausgewogenes Verhältnis besteht. Dies ist natürlich der Idealfall, der in Wirklichkeit bestenfalls annäherungsweise erreicht wird. Denn oft wird ein Überschuß der einen über die andere Seite vorliegen: die Beurteilungsmöglichkeiten überwiegen die Einwirkungsmöglichkeiten oder das Umgekehrte ist der Fall. Ist die Divergenz zu groß, wird nach einiger Zeit die Brauchbarkeit jenes Systems von Beurteilungs- und Handlungsmöglichkeiten in Frage gestellt. Wie steht es nun in dieser Hinsicht mit der Diagnose, die in der heute gelehrten und praktizierten Medizin immer noch das Leitbild für eine sachgerechte Beurteilung des Patienten abgibt? Könnte es sein, daß eine am herkömmlichen Diagnosebegriff orientierte Medizin den heute gegebenen therapeutischen Möglichkeiten nicht mehr adäquat ist?

Im vorigen Jahrhundert hatte eine rasch fortschreitende medizinische Grundlagenforschung in der Pathologie, später auch in der Pathophysiologie und der Pathochemie einen Wissensstand erarbeitet, dem kein entsprechender Fortschritt auf therapeutischem Gebiet gegenüberstand. Im Bereich der Krankheitsbilder wurden Differenzierungsmöglichkeiten geschaffen, die therapeutisch zwar nicht durchgängig, aber doch zu einem großen Teil klinisch zunächst folgenlos blieben. Die ärztliche Kunst hatte nun im Bereich der Krankheitserkennung ein viel weiteres Tätigkeitsfeld bekommen als zuvor: Der Kliniker suchte das Beschwerdebild des Patienten von einem der so differenzierten und definierten Krankheitsbilder aus zu deuten; die oberste Instanz zur Beurteilung von Irrtum und Wahrheit in diesem Bereich war die Obduktion des Pathologen. Die nun in ungeahnter Weise differenzierten Krankheitsbilder stellten an die Kombinationsgabe und das Ingenium des Arztes hohe Anforderungen, weitaus höhere, wie es schien, als die Therapie. Ein durchaus sachverständiger Schriftsteller spricht, ganz noch im Geiste dieser Auffassungen, von der Diagnose als dem feinsten geistigen Genuß, den die Medizin dem Arzte bieten kann (P. Bamm [1]).

Die Hochschätzung, um nicht zu sagen Überschätzung der Diagnose entstammt dieser Entwicklung. Sie hat in der inneren Medizin zeitweise zu jener Haltung geführt, die durch das Schlagwort vom „therapeutischen Nihilismus" treffend gekennzeichnet wurde. Dies bedeutet natürlich nicht, daß die Therapie schlechter gewesen wäre als in früheren Zeiten. Auf der Seite der Therapie gab es aber nur wenig, was man dem Fortschritt in der in einer Diagnose kulminierenden und vom Pathologen kontrollierten Krankheitserkennung an die Seite hätte stellen können. Auf diese Weise entstand ein von Überspitzungen nicht immer freier diagnostischer Überschuß, der gewiß manchmal die Forschung stimulieren, gelegentlich aber auch zu einer nur noch sich selbst genügenden, für den Patienten folgenlosen ärztlichen Betätigung führen konnte. Dem entsprach eine Überzeugung, wie sie von Viktor v. Weizsäcker, einem der schärfsten Kritiker dieser Medizin, charakterisiert wurde: „Die Diagnose steht wissenschaftlich höher als die Therapie, die Pathologie ist wissenschaftlicher als die Klinik" [41].

Ein theoretisch-diagnostischer Überschuß besteht auch heute noch. Er braucht nicht überall so sehr in die Augen zu fallen wie beispielsweise auf dem Gebiet der Viruskrankheiten, wo man Krankheitserreger mit einem hohen Maß an Differenzierungsmöglichkeiten erkennen und auf diese Weise eine „exakte" Diagnose stellen kann, aus der dann therapeutisch wenig oder nichts folgt. Man überläßt freilich solche Differenzierungsmöglichkeiten heute gerne der freien Forschung, sofern man nicht ein ganz anderes Interesse, etwa epidemiologischer Art, verfolgt. Beispiele für die Möglichkeit eines derartigen diagnostischen Überschusses finden sich aber in jedem Zweig der Medizin. Selbst in einer Spezialklinik differenziert man heute das Krankheitsbild des Patienten nicht immer bis zu dem Grad, der prinzipiell möglich ist.

Dahinter steht freilich nicht immer die Einsicht, daß eine therapeutisch folgenlose Diagnosestellung kein ärztliches Verhalten ist. Wenn die diagnostischen Möglichkeiten nicht bis zu dem prinzipiell möglichen Grad ausgeschöpft werden, dann ist dieses objektiv vernünftige Verhalten zugleich oft durch den Zwang äußerer Verhältnisse diktiert: Die Entwicklung der medizinischen Grundlagenforschung und der medizinischen Technologie hat nämlich dazu geführt, daß der Aufwand und die Kosten einer alle Möglichkeiten ausschöpfenden Diagnostik in steilerer Progression anwachsen als Aufwand und Kosten optimal möglicher Therapie. Dazu kommt, daß gerade angesichts der modernen Diagnostikmöglichkeiten, die aufwendig nicht nur im Hinblick auf die äußeren Hilfsmittel, sondern auch im Hinblick auf den Zeitbedarf sind, die Therapie gar nicht immer warten könnte, bis sie alle ausgeschöpft sind. Der Zustand, der Gegenstand einer Diagnose sein soll, wird also nicht selten schon verändert, bevor er als solcher festgestellt ist.

Die im Diagnosebegriff zentrierte Vorstellungswelt, in der der heutige Arzt erzogen worden ist, hindert ihn glücklicherweise nicht daran, auf therapeutisch folgenlosen diagnostischen Leerlauf zu verzichten. Die Sachzwänge der täglichen Praxis haben hier zumeist die stärkere Kraft als die Regeln einer am methodischen Vorrang der Diagnose orientierten Vorstellungswelt. Doch jene Vorstellungswelt bleibt gleichwohl virulent. Der Arzt kann immer noch die Vorstellung kultivieren, daß „eigentlich" in jedem Falle eine vollständige und exakte Diagnose gestellt werden müßte, daß „eigentlich" ein Krankheitsbild vor der Diagnosestellung nicht durch unzeitige Therapie verwischt werden dürfte. Diese Regel wird auch heute noch als verbindlich angesehen. Man nimmt lieber immer wieder neue Ausnahmeregeln in Anspruch, als daß man bereit wäre, die Allgemeinverbindlichkeit der Regel als solche in Frage zu stellen. Hier drückt sich eine Ehrfurcht vor der Diagnose und vor dem ihr zugrundeliegenden nosologischen System aus, die von der Sache her nicht gerechtfertigt ist. Daher kann das ärztliche Handeln im Einzelfall besser sein als die Begriffs- und Vorstellungswelt, in der es sich selbst rechtfertigt. Von dieser Vorstellungswelt aus gesehen, mag als Konzession, Kompromiß oder Ausnahme erscheinen, was doch in der Sache unmittelbar vernünftiges Verhalten sein kann.

Nun zeigt sich die Diskrepanz zwischen diagnostischen und therapeutischen Möglichkeiten nicht nur in Gestalt des hier so genannten diagnostischen Überschusses. Die Entwicklung der therapeutischen Möglichkeiten in den letzten Jahrzehnten hat nämlich zu einem Stand geführt, bei dem die Diagnose allein nicht ausreicht, wenn es darum geht, unter mehreren zur Verfügung stehenden Heilmitteln zu wählen. Andererseits ist in vielen Fällen die Diagnosestellung gar keine unabdingbare Voraussetzung dafür, diese Wahl sachgerecht zu treffen. Die Differenzierung der therapeutischen Möglichkeiten vollzog sich eben nicht parallel zur Differenzierung der diagnostischen Möglichkeiten. So setzt eine differenzierte Anwendung moderner therapeutischer Mittel Beurteilungsmöglichkeiten, die durch das diagnostische System der Krankheitseinheiten nicht immer garantiert sind. Ein sehr einfaches Beispiel: unter mehreren Pharmaka, die bei einer bestimmten Diagnose angewendet werden können, kommt ein Mittel dann nicht in Betracht, wenn der Patient gegen dieses Mittel bereits eine Allergie entwickelt hat. Hier liegt eine therapeutische Differenzierung vor, die nicht auf der Diagnose der zu behandelnden Krankheit beruht, sondern durch eine Disposition, nämlich durch eine bestimmte Reaktionsweise des von der diagnostizierten Krankheit befallenen Individuums erzwungen wird. (Es ist nur ein Notbehelf, wenn man die Feststellung der jeweiligen Allergie dann in Gestalt einer Zusatz- oder Hilfsdiagnose einführt.) Allgemein gilt jedenfalls, daß es eine Vielzahl von individuellen Differenzierungsmöglichkeiten, individuellen Reaktionsweisen gibt, die nicht als Differenzierungen einer diagnostizierbaren Krankheitseinheit verstanden werden können, aber dennoch zu therapeutischen Differenzierungen zwingen.

Daß das System der traditionellen nosologischen Begriffe ein Raster darstellt, das für eine sachgerechte Beurteilung des Einzelfalles oftmals nicht ausreicht, ist denn auch längst gesehen worden. So weiß man längst, daß über Therapie und Prognose einer individuellen Erkrankung nicht ausschließlich und in vielen Fällen noch nicht einmal maßgeblich auf der Grundlage der

Diagnose, sondern auf der Grundlage anderer Parameter entschieden wird. Ein- und dieselbe Krankheit, die mit ein- und demselben Diagnosebegriff benannt wird, kann doch individuell extrem unterschiedliche Verlaufsformen haben. Schon die Konstitutionspathologie F. Martius' [29] war ein Versuch gewesen, im Rückgang auf einen sehr alten Bestandteil des ärztlichen Denkens, den Bereich dieser von der nosologisch orientierten Diagnose unabhängigen Parameter im medizinischen Begriffssystem verfügbar zu machen. Es war ein Versuch, der noch viele Nachfolger gefunden hatte, unter denen besonders die Individualpathologie von F. Curtius [8, 9] herausragt. Der terminologisch präzisierte Konstitutionsbegriff hat sich als ein Leitbegriff für Beurteilungsschemata erwiesen, die unabhängig sind von dem am Begriff der Krankheitseinheit orientierten klassischen Diagnosesystem und die für die Legitimierung ärztlicher Handlungsentscheidungen oftmals wichtiger sind als jenes Diagnosesystem.

Wir stehen also heute vor der Situation, daß wir beim therapeutischen Handeln eine Fülle von Informationen berücksichtigen können und daher müssen, die wir nicht der auf ein bestimmtes Krankheitsbild zielenden Diagnose entnehmen können, daß andererseits aber ein großer Teil der in Form einer Diagnose vorliegenden Information für das ärztliche Handeln gar nicht virulent wird. Gleichwohl ist niemand daran gehindert, die Diagnose, wenn sie gestellt ist, als Kerninformation anzusehen, um die sich alle weiteren Informationen zu gruppieren haben. Man darf aber auch die Möglichkeit erwägen, die für die Bestimmung des ärztlichen Handelns maßgeblichen Informationen auf eine ganz andere Weise zu ordnen, und zwar so, daß die durch die klassische Diagnose vermittelte Information nicht mehr notwendig eine Schlüsselstellung einnehmen muß.

Eben hier liegt die Chance der elektronischen Datenverarbeitung (EDV). Sie vermag es, Daten miteinander auf vielfältige Weise zu verknüpfen, durch Kombination vorhandener Daten neue Information zu produzieren, die beim Beispiel der für das ärztliche Handeln notwendigen Information durchaus nicht notwendig mit einer Diagnose in Verbindung stehen müssen. Von hier aus ist denn auch am nachdrücklichsten eine nicht mehr an der Diagnose orientierte Medizin gefordert worden. Man lese in diesem Zusammenhang die temperamentvolle, im Ausdruck gelegentlich überpointierende, in der Sache aber dem Problem angemessene Philippika A. Proppes [30]. „Unstreitig wird unter den Diagnosen die Ansprache bestimmter abgrenzbarer Krankheitsbegriffe verstanden. Im Unterricht und am Krankenbett geht man mit diesen Krankheitsbegriffen um, als ob es sich dabei um reale Entitäten handelte. Tatsächlich spielt diese Fiktion gegenüber der Wirklichkeit im Alltag kaum eine Rolle. Aber in einer Theorie der Medizin müßte man die Sache genauer nehmen." Der Autor weist sodann darauf hin, daß das eigentliche Probleme einer Computerdiagnostik in der Unklarheit darüber bestehe, was eigentlich diagnostiziert werden soll. Man könne hier nicht auf die Krankheiten verweisen, solange es kein Kriterium gibt, an dem man erkennen kann, wann eine Naturerscheinung eine solche Krankheit darstellt und wann nicht. Das Ungenügen des klassischen Diagnosebegriffs wird am Beispiel der Situation in der Dermatologie erläutert: Die Diagnostik der verschiedenen Hautkrankheiten ist leicht. Die eigentlichen diagnostischen Probleme bestehen aber „in der Auffindung der wirksamen Umweltfaktoren" und „in der Bestimmung der individuellen kutanen Toleranzgrenze".

Dies sind Probleme von einer Art wie sie sich mittlerweile in jedem medizinischen Fachgebiet häufen. Man hat die Hoffnung, die EDV nicht nur in der medizinischen Grundlagenforschung, sondern auch in der Krankenbehandlung so einsetzen zu können, daß eine Therapie ermöglicht wird, die situationsgerecht die individuellen Bedingungen des jeweiligen Patienten exakt in Rechnung stellt und sich dabei nicht notwendig an einem durch eine Diagnose festzustellenden Krankheitsbild im herkömmlichen Sinne orientieren muß. Würde sich diese Hoffnung erfüllen, so wäre damit bestätigt, daß die herkömmliche Diagnose, insofern sie den zentralen Orientierungspunkt des ärztlichen Handelns abgeben soll, nur einer bestimmten Kenntnisstufe angemessen war, die man hinter sich zu lassen im Begriff steht.

Viele Ärzte stehen den hier sich abzeichnenden Aussichten skeptisch oder ablehnend gegenüber. Zu dieser Haltung mag auch beitragen, daß manche übertriebenen Hoffnungen, die gelegentlich in die Anwendung der EDV in der Medizin gesetzt worden waren, enttäuscht worden sind, zumal da der Nutzen dieser Anwendung im Bereich der Klinik bisher, wenn er überhaupt vorhanden war, sehr bescheiden ausfiel. Doch man sollte sich dessen bewußt werden, daß man es hier mit Bemühungen zu tun hat, die noch ganz am Anfang stehen und noch viele typische Anfangsschwierigkeiten zu überwinden haben. Wie überall, wo neue Möglichkeiten erprobt werden, ist es auch hier unmöglich, bereits in diesem Stadium zu einer ausgewogenen Beurteilung ihrer Tragweite zu gelangen. Diese Möglichkeiten werden teils überschätzt, teils unterschätzt; über die emotionalen Bedingungen solcher Beurteilungen gibt man sich selbst nur selten Rechenschaft. Jedenfalls sind wir im Augenblick noch außerstande, ein auch nur einigermaßen begründetes Urteil hinsichtlich der Grenzen zu fällen, die den Möglichkeiten der EDV in der Medizin gezogen sind. In einer solchen Situation wird auch der Skeptiker nicht gut umhin können, dem Informatiker eine Chance zu geben. Außer Zweifel steht heute schon, daß die EDV das Verdienst hat, unter neuen Gesichtspunkten eine Beschäftigung mit Grundfragen und Grundbegriffen der Medizin provoziert zu haben.

Gewiß sind die Warnungen berechtigt, die auf die Gefahr hinwiesen, daß durch die Übernahme eines am Begriff der diagnostizierbaren Krankheitseinheit orientierten nosologischen Systems als Basis für die Datenverarbeitung ein System gleichsam festgeschrieben werden könnte, dessen Grenzen ohnehin schon sichtbar zu werden beginnen (F. Hartmann [18]). Es ist richtig, daß die in die Datenverarbeitung gesetzten und mittlerweile enttäuschten Hoffnungen sich anfangs noch innerhalb jenes noslogischen Systems bewegten, wenn man zunächst nur einmal versuchte, den von den Befunden zur Diagnose führenden Weg sowohl abzukürzen als auch zu sichern. Aber auch diese, auf exakte Quantifizierung der Beziehungen zwischen Symptom und Krankheitsbild gerichteten Bemühungen sollte man nicht geringschätzen. Denn sie ermöglichen es, überall dort, wo der Arzt unter den Voraussetzungen des herkömmlichen Systems der nosologischen Begriffe arbeitet, Sensibilität (Symptomhäufigkeit bei Kranken) und Spezifität (Symptomfreiheit bei Nicht- oder Anderskranken) von Symptomen und Befundmustern in Beziehung auf die nosologische Einheit eines Krankheitsbildes zu quantifizieren (vgl. z. B. H.-J. Lange [26], H.-J. Jesdinsky [22]). Was dies bedeutet, ermißt man dann, wenn man berücksichtigt, daß die gängigen Lehrbücher bis heute noch dort, wo es um die Korrelation zwischen Befund und Krankheitsbild geht, überwiegend mit qualitativen oder semiquantitativen Beziehungen arbeiten. In manchen Fällen beschränkt sich die Information darauf, daß bei einem bestimmten Krankheitsbild das Vorliegen eines Symptoms „regelmäßig", „fast immer", „sehr häufig", „oft", „nicht selten", „gelegentlich", „vereinzelt" zu erwarten sei. Auch die zahlenmäßige Angabe relativer Häufigkeiten ist dann nicht sehr hilfreich, wenn die Methoden zu ihrer Gewinnung und die dabei leitende Fragestellung nicht im Detail bekannt sind. Nun können qualitative und semiquantitative Bestimmungen ihren guten Zweck erfüllen: überall dort nämlich, wo im Bereich der Folgeprobleme ohnehin nicht mehr streng quantitativ gearbeitet wird. Eine Quantifizierung, die nicht konsequent auf allen Ebenen praktiziert wird, führt ohnehin nur zu einer Scheinexaktheit.

Die Datenverarbeitung läßt sich also durchaus auch auf der Ebene des herkömmlichen nosologischen Systems anwenden. Der Nutzeffekt hält sich freilich in Grenzen. Doch das hängt damit zusammen, daß dieses nosologische System nicht nur einem bestimmten Stand objektiver Informationsmöglichkeiten angepaßt war, sondern auch den Bedingungen einer Informationsverarbeitung, die der behandelnde Arzt ohne jedes äußere Hilfsmittel zu leisten hatte. Die Befürchtung, daß durch die EDV nur die Geltung eines möglicherweise bald obsolet werdenden nosologischen Systems perpetuiert würde, scheinen sich nicht zu bestätigen. Das bedeutet freilich auch nicht, daß man die EDV, wenn man sie in den Dienst der Medizin stellen will, zuvor mit einem neuen nosologischen Begriffssystem auszustatten hätte. Zwar scheint es an der Zeit zu sein, daß für die Informationsverarbeitung, die ärztliches Wissen und ärztliches Handeln aufeinander zu beziehen hat, neue Wege gesucht werden. Ein neues Begriffssystem läßt sich jedoch nicht von einem Tag zum anderen schaffen. Hier ist zunächst einmal noch ein beträchtliches Maß an Grundlagenarbeit zu leisten, bei der die Voraussetzungen der traditionellen Nosologie einer Revision unterzogen werden müssen. Die Enttäuschung, mit der die erste Phase der Anwendung der EDV im Bereich der Medizin geendet hat, resultiert daraus, daß man zunächst vielfach glaubte, dieses neue Hilfsmittel in den Dienst der Medizin stellen zu können, ohne vorher die Mühe einer Revision der Grundbegriffe auf sich zu nehmen. Man wird sich nicht darauf beschränken können, das bisherige System ärztlicher Informationsverarbeitung in die Sprache des Computers zu übersetzen. Es ist vielmehr danach zu fragen, welche anderen Systeme in diesem Bereich möglich sind und wie die optimalen Programme formuliert werden müssen, deren Bearbeitung man sich von der EDV erwarten kann.

Auch der Informatiker sollte selbstredend an der hier nötig gewordenen Grundlagendiskussion teilnehmen. Wer mit solch differenzierten Hilfsmitteln, wie sie von der EDV zur Verfügung gestellt werden, arbeitet, der wird ohnehin nicht mehr nur nach Wegen suchen, auf denen vorgegebene Aufgaben mit gegebenen Hilfsmitteln bewältigt werden können, sondern er wird bald auch nach neuen Aufgaben suchen, die sich nur mit Hilfe des neuen Werkzeuges lösen lassen. Leistungsstarke Werkzeuge pflegen ihre Eigendynamik zu entfalten: sie gestatten nicht nur die Lösung von Problemen, um derentwillen sie eingeführt worden sind, sondern sie machen auch Probleme lösbar, die erst im Blick auf sie formuliert werden können. Sie können einen neuen Bereich von Wirkungsmöglichkeiten eröffnen, an den bei ihrer Konstruktion noch nicht gedacht worden war.

Wenn man also von einer Kritik am Diagnosebegriff im Zusammenhang mit einer Entwicklung der Medizin spricht, von der einige Konsequenzen in bestimmten Bemühungen um die EDV greifbar werden, dann ist also gerade nicht gemeint, daß eine künftige Medizin möglicherweise eines Beurteilungssystems als Grundlage der therapeutischen Bemühung entraten könnte. Das wird gewiß niemals der Fall sein. Gemeint ist nur, daß Beurteilungssysteme optimiert werden können, in denen die für alle ärztlichen Entscheidungen erforderlichen Informationen nicht mehr in einer Weise geordnet, kombiniert und verarbeitet werden müssen, in der sie notwendigerweise in Richtung auf eine diagnostizierbare Krankheitseinheit konvergieren müssen.

Die heutigen Diagnosen enthalten oft – im Hinblick auf die Motivation ärztlichen Handelns – leerlaufende Informationen. Dagegen bedarf der Arzt zu einer optimalen Therapie immer auch solcher Informationen, die auch in der treffenden und lege artis gestellten Diagnose nicht enthalten sind. Diese Gegensätzlichkeit verschärft sich in unserer Zeit zusehends. Deshalb stellt sich angesichts dieses Sachverhaltes die Frage, ob das auf Krankheitseinheiten bezogene und an Diagnosen orientierte medizinische System eines Tages die Erfüllung des ärztlichen Auftrags nicht eher behindern als unterstützen könnte.

Gewichtige Kritik an der Brauchbarkeit des Diagnosebegriffs übte auch die Wissenschaft von der Allgemeinmedizin. Hier hatte sich überraschenderweise gezeigt, daß keineswegs erst in einer durch die EDV bestimmten Zukunft, sondern bereits in der heute praktizierten Allgemeinmedizin sich die Arbeit des Arztes in einem Bereich diesseits der Diagnose abspielt: Die Subsumption der Beschwerden eines Patienten unter eine nosologisch definierte Krankheitseinheit ist in der Allgemeinpraxis die Ausnahme; hier sind es ganz andere Grundsätze der Informationsverarbeitung, die zu einem das Handeln des Arztes optimal bestimmenden Ergebnis führen. Da von den Ergebnissen dieses Zweiges der medizinischen Grundlagenforschung noch im dritten Kapitel zu reden sein wird, mag hier dieser Hinweis genügen.

Zweites Kapitel: Diagnose als Beurteilung und als Handlung

Ging es in den Überlegungen des ersten Kapitels darum, die Bedingungen sichtbar zu machen, unter denen die Leistungsfähigkeit des Diagnosenbegriffs als eines Grundlagenbegriffs der Medizin in Zweifel gezogen wird, so soll hier diese Diagnosenkritik zunächst nicht weiter verfolgt werden. Hier soll es vielmehr um die Frage gehen, was die Diagnose – unbeschadet ihrer Leistungsfähigkeit im Rahmen des ärztlichen Auftrags – ihrer formalen Struktur nach eigentlich ist. Mißverständnisse hinsichtlich des Umfangs der Leistungen, die man von einer Diagnose verlangen oder auch nicht verlangen kann, beruhen zuweilen auf Irrtümern hinsichtlich ihres theoretischen Status. Bisher war höchstens die Rede davon, daß eine Diagnose stets auf eine Krankheitseinheit bezogen ist. Hier soll untersucht werden, wie dieses auf eine Krankheitseinheit bezogene Gebilde als solches beschaffen ist.

A. *Der logische Status der Diagnose*

Macht man den Versuch, den systematischen Status der Diagnose zu bestimmen, so wird man auf die verbreitete Auffassung stoßen, Diagnostik sei die speziell vom Arzt zu pflegende Art des Erkennens bestimmter Sachverhalte, während die Diagnose das Ergebnis dieses Erkenntnisprozesses in einem Begriff, nämlich in einem Krankheitsbegriff zusammenfasse und damit greifbar mache. Natürlich ist auch bei dieser Auffassung vorausgesetzt, daß sich die Tätigkeit des Arztes nicht darin erschöpft, zu bestimmten Erkenntnissen zu kommen. Denn seine eigentliche Aufgabe ist ein bestimmtes Handeln, zu dem jene Erkenntnis nur in einer Dienstfunktion steht: Sie ermöglicht das Handeln, legitimiert es aber auch. Nicht zufällig ist im übrigen kein Beruf so eng mit dem Begriff der Praxis verbunden als eben der Beruf des Arztes.

Eine vielzitierte, wahrscheinlich auf den Kliniker Naegeli zurückgehende Sentenz will wissen, die Götter hätten vor die Therapie den Schweiß der Diagnose gesetzt. Lassen wir es einmal dahingestellt sein, welche Art von Göttern es war, die diese Diagnosepflicht verhängt haben sollen. Jene Sentenz jedenfalls spiegelt noch etwas von der Emphase, mit der die Medizin des vorigen Jahrhunderts konsequent Methoden und Ergebnisse der empirischen Naturwissenschaften in ihren Dienst gestellt hatte und nunmehr endlich sicheren Boden unter den Füßen zu spüren glaubte. So konnte man in der Diagnose das Resultat einer Erkenntnisleistung sehen, durch die das ärztliche Handeln immer wieder aufs neue mit der naturwissenschaftlichen Basis der medizinischen Wissenschaft in Beziehung gesetzt wird. Was aber in der Diagnose festgestellt wird, ist das Vorliegen eines jeweils typischen Sachverhalts aus der Welt der Natur: einer Krankheitseinheit nämlich, die wie jedes Ding und jeder Sachverhalt der natürlichen Welt konstante Eigenschaften aufweist und unter festen Gesetzlichkeiten steht. Diese Auffassung wird im Prinzip nicht geändert, sondern nur erweitert, wenn man die naturwissenschaftliche Basis durch psychologische oder sozialwissenschaftliche Elemente ergänzt. Es ist eine Auffassung, die auch in der schon erwähnten Deutung der Medizin als einer angewandten Wissenschaft wiederkehrt. Die Handlungselemente der Medizin sind dann, zwar nicht nach der praktischen Bedeutung, wohl aber nach ihrer Stellung im systematischen Aufbau, zweitrangig. Im Mittelpunkt steht die naturwissenschaftliche Basis; auf sie und nur auf sie bleibt der diagnostizierende Arzt bezogen. Es könnte dann fast so scheinen, als wäre das Stellen einer Diagnose eine bestimmte Art von naturwissenschaftlichem Erkennen.

Nun ist freilich der Gebrauch des Ausdrucks ,,Erkennen" auch in der wissenschaftlichen Umgangssprache normalerweise nicht normiert. Man kann es daher niemandem verwehren, diesen Ausdruck auch auf die Tätigkeit des Diagnosen stellenden Arztes anzuwenden. Schwierigkeiten werden sich aber sofort ergeben, wenn man versucht, die Regeln der ärztlichen Diagnostik als Spezialfall der für naturwissenschaftliches Erkennen geltenden Regeln zu begreifen. Dann zeigt sich nämlich, daß man es in beiden Fällen mit ganz unterschiedlichen kategorialen Typen zu tun hat. Wissenschaftliche Erkenntnis zielt, offen oder verdeckt, auf Gesetzlichkeiten oder Regelmäßigkeiten. Zwar läßt sich auch die Auffassung vertreten, daß von jenen Gesetzlichkeiten sinnvoll immer nur die Rede sein kann im Hinblick auf Einzelfakten und Einzelsachverhalte, die, wie man sagt, ,,unter" diesen Gesetzlichkeiten stehen. Aber auch dann ist der Einzelfall nicht als solcher von Interesse, sondern lediglich als Exemplar einer allgemeinen Regel. Mag man also den Realitätsbezug der naturwissenschaftlichen Erkenntnis allein durch die Einzelfakten verbürgt sehen, so sind diese Einzelfakten gleichwohl nicht das Ziel des Erkennens. Sie haben exemplarische Bedeutung; niemand hat indes an ihnen als Einzelfakten ein Interesse. An Hand von ihnen werden allgemeingültige Erkenntnisse gewonnen, aber eben nicht über sie. Das ist möglich, weil der Einzelfall, der als Beispiel für eine Gesetzlichkeit in Anspruch genommen wird, von vornherein bereits in entsprechender Weise schematisiert ist. Daher sind die Akte, die zur Gewinnung naturwissenschaftlicher Erkenntnisse führen, zwar de facto nicht immer, jedoch prinzipiell stets wiederholbar. Alle diese Bedingungen sind im Experiment, dem Ausgangspunkt naturwissenschaftlichen Erkennens, erfüllt.

Anders liegt der Fall bei der ärztlichen Diagnose. Sie ist kein naturwissenschaftliches Experiment, auch dann nicht, wenn zu ihrer Gewinnung viele Hilfsmittel dienstbar gemacht werden, denen man auch beim Experiment begegnen kann. Wenn der Arzt eine Diagnose stellt, so gewinnt er keine neue Einsicht in zuvor unbekannte Regeln oder Gesetzlichkeiten. Der Fundus naturwissenschaftlicher Erkenntnisse in der Welt wird durch noch so viele Diagnosen nicht erweitert. Die Diagnose hat vielmehr immer den Einzelfall, nämlich den individuellen Patienten, vor Augen. Wenn das Beschwerdebild eines individuellen Patienten unter den Begriff einer Krankheitseinheit subsumiert wird, dann wird nur die im Begriff der Krankheitseinheit gleichsam gespeicherte Erkenntnis zum Zweck der Beurteilung des einzelnen Falles abgerufen und fungibel gemacht. Doch es geht gerade nicht darum, daß wie beim Experiment ein Einzelfall zum Zweck der Realisierung allgemeiner Gesetzlichkeiten konstruiert würde. Der Einzelfall ist hier vielmehr um seiner selbst willen von Interesse. Der Diagnostiker kann sich, anders als der Experimentator, seine Ausgangsbasis nicht selbst vorgeben oder konstruieren. Denn im Gegensatz zur experimentellen Anordnung ist der Zustand eines Patienten in keiner Weise bereits vorgängig schematisiert. Im Gegenteil: Gehört es zur Kunst des experimentierenden Forschers, die Vielzahl konkreter Bedingungen so weit abzuschirmen, daß schließlich eine einzelne Bedingungskette isoliert und studiert werden kann, so gehört es zur Kunst des Diagnostikers, daß er zur Beurteilung des Einzelfalls eine Vielzahl von Bedingungen nicht nur betrachtet und in

Rechnung stellt, sondern daß er nach solchen Bedingungen geradezu noch sucht. In der experimentellen wie in der diagnostischen Situation mag es sich um Bedingungen handeln, die man als Störfaktoren bezeichnen kann. Doch die Art des Interesses, das man an diesen Störfaktoren nimmt, ist in beiden Fällen einander entgegengesetzt.

Wer die Diagnose als eine bestimmte Art von Erkenntnis bezeichnet, sollte also berücksichtigen, daß sie doch von allem, was in einer theoretischen Naturwissenschaft als Erkenntnis bezeichnet wird, strukturell verschieden ist. Der in der Diagnose ausgedrückte Informationsstand wäre in einer theoretischen Wissenschaft ohne eigenes Interesse. Schon aus diesem Grunde ist es wenig wahrscheinlich, daß die wissenschaftstheoretische Arbeit, die in unserer Zeit im Hinblick auf die Naturwissenschaften geleistet worden ist, unmittelbar für eine Theorie der Diagnose fruchtbar gemacht werden könnte. Solange man in der Diagnose nur das Resultat eines wissenschaftlichen Erkenntnisvorganges sieht, wird man noch nicht einmal ihren begrifflichen Problemen gerecht. Meine These ist, daß die Diagnose schon von Hause aus ein Handlungsbegriff ist und als solcher nicht darin aufgeht, nur eine gnoseologische Voraussetzung zu bezeichnen, die dann gleichsam nachträglich erst den Orientierungspunkt für ein bestimmtes Handeln abgibt. Dies soll im folgenden begründet werden. Dabei empfiehlt es sich jedoch, mit der Erörterung derjenigen ihrer Eigenschaften zu beginnen, die sie mit reinen Erkenntnisbegriffen gemeinsam haben kann.

Es ist zweckmäßig, sich einige simple Tatsachen zu vergegenwärtigen, die ihrer scheinbaren Selbstverständlichkeit wegen leicht übersehen werden, die aber gleichwohl zur Sprache kommen müssen, wenn grundlagentheoretische Betrachtungen angestellt werden. Wir müssen zu diesem Zweck zunächst vom Begriff der Diagnose den der Diagnostik unterscheiden: Unter

Diagnostik soll der Inbegriff jener Tätigkeiten verstanden werden, die zur Erstellung einer Diagnose erforderlich sind. Wir sehen also zunächst einmal bewußt davon ab, daß die Diagnose ein Resultat ist, das möglicherweise nicht ohne Kenntnis des zu ihm führenden Weges angemessen verstanden werden kann und betrachten nur dieses Ergebnis.

Für das Verständnis der Diagnose ist es wichtig, daß es sich bei ihr, ihrer systematischen Kategorie nach, um einen Begriff handelt, unter den nicht andere Begriffe, sondern Aussagen subsumiert werden müssen. Jede Diagnose ist also ihrem logischen Status nach eine *Aussage*, und zwar eine Aussage von ganz bestimmter Art. Mittels ihrer wird einem bestimmten, individuellen Patienten zu einem bestimmten Zeitpunkt ein bestimmter Krankheitsbegriff zugeordnet. Erst durch diese Zuordnung entsteht eine Diagnose; es ist eine ungenaue Redeweise, wenn man auch diesen Krankheitsbegriff selbst als Diagnose bezeichnet.

In der unreflektierten Redeweise des ärztlichen Alltags wird dieser Unterschied freilich oft verwischt. Das ist auch nicht weiter schlimm; die Praxis verfügt ohnehin über ihre eigenen Korrekturfaktoren, die, dem Handelnden gewöhnlich gar nicht bewußt, Ungenauigkeiten im terminologischen Bereich zu kompensieren vermögen. Im Bereich grundlagentheoretischer Überlegungen ist es jedoch nötig, solche Differenzierungen auch in der Ausdrucksweise zu kennzeichnen. So enthält beispielsweise ein Diagnosenschlüssel, etwa der von Immisch [21], entgegen seinem Titel keine Diagnosen. Denn er enthält keine Aussagen; er unternimmt es nur, die Krankheitsbegriffe zu ordnen und zu katalogisieren, die in eine Aussage vom Typus der Diagnose als Prädikat eingehen können. Ein Diagnosenschlüssel enthält daher lediglich mögliche Elemente von Diagnosen, nicht aber diese Diagnosen selbst.

In diesen Elementen, also den Krankheitsbegriffen, kann natürlich, wie in jedem normierten wissenschaftlichen Terminus, eine Fülle von Erkenntnissen gespeichert sein. Diese Erkenntnisse nehmen die Gestalt von Aussagen an, wenn man eine Definition oder eine Explikation dieses Begriffs zu geben sucht. Aber ein Begriff wird natürlich nicht deswegen zur Aussage, weil man ihm bei seiner Definition oder Explikation bestimmte Aussagen zuordnen kann. Eine Diagnose ist also beispielsweise nur die Aussage, daß ein Patient P zum Zeitpunkt t an Meningokokkenmeningitis leidet. Die Gewinnung und Begründung einer solchen Aussage gehört zu den Aufgaben des Arztes. Dagegen sind Aussagen über das Krankheitsbild der Meningokokkenmeningitis, über die bei ihrer Entstehung und bei ihrem Verlauf bestehenden Regelmäßigkeiten, ebensowenig eine Diagnose wie der isolierte Begriff „Meningokokkenmeningitis" selbst. Der Arzt muß zwar die wichtigsten Aussagen über jedes Krankheitsbild kennen, wenn er Diagnosen stellt. Doch es gehört nicht zu seinen Aufgaben als Arzt, diese Aussagen aufzufinden und zu begründen. Dies ist vielmehr die Aufgabe der klinischen Forschung und der Grundlagenforschung.

Wenn die Diagnose eine Aussage ist, so kommt ihr auch das wichtigste Merkmal einer Aussage zu: wenn sie überhaupt sinnvoll ist, muß sie entweder wahr oder falsch sein. Dies ist eine Eigentümlichkeit, die Begriffen nicht zukommt. Doch bei Aussagen, die in einem konkreten Zusammenhang gemacht werden, sind die Glieder der logischen Alternative von wahr und falsch natürlich nur formal, aber nicht real gleichberechtigt. Das hängt damit zusammen, daß jede Diagnose wie jede ihrem realen Kontext nicht enthobene Aussage mit dem Anspruch auftritt, wahr und damit nicht falsch zu sein.

Bei einer differenzierteren Betrachtungsweise wird man natürlich auch die Unsicherheitsfaktoren jeder Aussage und den Wahrscheinlichkeitsgrad ihrer Geltung berücksichtigen wollen, zumal wenn man auf eine wissenschaftlich kontrollierbare Redeweise

Wert legt. Doch diese Faktoren lassen sich, richtig verstanden, mit in den Inhalt der jeweiligen Aussage hineinnehmen. Die Eindeutigkeit des Wahrheitsanspruchs wird in diesem Falle nicht berührt. Denn es ist ja gerade eine der Aufgaben, die durch Anwendung wissenschaftlicher Methodik gelöst werden können, den Gewißheitsgrad jedes Aussageinhalts so zu bestimmen und zu objektivieren, daß die hierüber gefällten Aussagen ihrerseits wieder mit eindeutigem Wahrheitsanspruch auftreten können.

Als konkrete Aussage tritt die Diagnose also mit dem Anspruch auf Wahrheit auf; es muß jedoch, wie bei jeder konkreten Aussage, mit der Möglichkeit gerechnet werden, daß dieser Anspruch nicht eingelöst werden kann. Der Wahrheitsanspruch der Diagnose ist wie der jeder anderen Aussage der Sicherung sowohl fähig als auch bedürftig. Dies soll die Begründung der Aussage leisten. Es ist die Aufgabe jeder theoretischen und jeder praktischen Disziplin, für das jeweilige Fachgebiet Verfahren zu entwickeln, bei deren Anwendung man die jede Aussage begleitende Irrtumsmöglichkeit minimalisieren kann. Es ist aber aus prinzipiellen Gründen unmöglich, absolute Sicherheit für die Wahrheit einer Aussage zu bekommen. Hier handelt es sich um einen Grenzwert, dem man sich wohl annähern, den man aber nicht erreichen kann. Diese Tatsache begründet die Notwendigkeit ständiger Selbstkritik, die für die wissenschaftliche wie auch für die ärztliche Haltung verbindlich ist.

Daß die Diagnose ihrem systematischen Status nach eine Aussage ist, die wahr oder falsch sein kann, bedeutet nicht, daß sie nichts als dies wäre. Natürlich geht die Funktion der Diagnose im ärztlichen Handeln nicht darin auf, Aussage zu sein, die ihren Gegenstand entweder trifft oder verfehlt. Doch sie ist zumindest auch dies. Das bietet grundlagentheoretischen Erörterungen einen wichtigen Vorteil: sie besitzen in der Aussagenstruktur der Diagnose zunächst einmal einen ersten Ansatzpunkt. In der modernen Wissenschaftstheorie hat man sich nämlich längst daran gewöhnt, alle bei der Untersuchung einer Wissenschaft auftretenden Probleme zunächst am Leitfaden der

Aussagen zu diskutieren, die von und in dieser Wissenschaft aufgestellt werden. Gelingt dies nicht unmittelbar, so kann man die Probleme zunächst auf die Ebene von eigens zu diesem Zweck eingeführten Hilfsaussagen projizieren und diese dann der Analyse unterwerfen. Die Leistungsfähigkeit der Methoden der modernen Wissenschaftstheorie beruht zu einem guten Teil auf dieser Möglichkeit, Strukturprobleme einer Wissenschaft als Probleme von Aussagenanalysen zu behandeln. Dies lehrt schon ein einfacher Vergleich mit den Ergebnissen wissenschaftstheoretischer Überlegungen früherer Zeiten. Es sind vor allem die Methoden moderner Logik und Semantik, die hier zu Differenzierungsmöglichkeiten geführt haben, auf deren Grundlage manche Probleme gelöst, manche überhaupt erstmals klar formuliert werden konnten.

Man begibt sich also auf wissenschaftstheoretisch vertrauten Boden, wenn man an der Diagnose ihren Charakter als Aussage akzentuiert. Nun wird man aber in den Darstellungen der modernen Wissenschaftstheorie vergeblich nach einer Diskussion des Diagnosebegriffs suchen. Selbst als Beispiel wird sie selten genannt. Das hängt damit zusammen, daß die Medizin für den heutigen Wissenschaftstheoretiker immer noch terra incognita ist. Außerdem fällt ins Gewicht, daß die vornehmlich im Blick auf die exakten Wissenschaften entwickelte Wissenschaftstheorie ihr methodisches Interesse auf Aussagen konzentriert, die einem anderen Typus angehören als die Diagnose. Im Mittelpunkt ihres Interesses stehen nämlich Aussagen vom Typus der universellen Aussage, die das Bestehen von Gesetzmäßigkeiten und allgemeinen Regelmäßigkeiten behauptet. Zwar werden in ihr auch kontingente Aussagen betrachtet. Die wesentlichen methodischen Schwierigkeiten sind jedoch immer mit der universellen Aussage verbunden. Ihre formale Genese und ihre aktiven sowie auch passiven Begründungsmöglichkeiten bezeichnen die

Probleme, an denen die wissenschaftstheoretische Diskussion orientiert bleibt.

Eine Diagnose ist jedoch stets eine *Singuläraussage*, die nicht verallgemeinerungsfähig ist. Damit ist gemeint, daß als Subjekt der diagnostischen Aussage immer nur ein Individuum fungieren kann. Aussagen vom Typus der Diagnose lassen sich nicht über eine bestimmte oder unbestimmte Vielheit von Individuen machen. Erst recht kann eine Diagnose ihrer Form nach nicht darin bestehen, daß das Bestehen von bestimmten Begriffsrelationen behauptet wird. Die diagnostische Aussage ist vielmehr immer auf ein Individuum bezogen; es wird nicht durch einen Begriff oder eine Variable, sondern durch einen Namen bezeichnet. –

In der Sprache der Logiker ausgedrückt: in Diagnosen kommen weder gebundene noch ungebundene Individuenvariable vor, sondern nur Individuenkonstanten. Daher sind diagnostische Aussagen unquantifizierte Aussagen. Der logisch oft nützliche Übergang von einem Individuum zu der dieses Individuum enthaltenden Einerklasse ist natürlich auch hier formal möglich. Doch damit verliert die Aussage ihre spezifische diagnostische Valenz: nur eine Aussage über ein Individuum kann eine Diagnose sein, nicht aber eine Aussage über die Klasse, die dieses Individuum enthält. Nun könnte man meinen, von der Diagnose, ähnlich wie von jeder anderen Singuläraussage, mit Hilfe einer einfachen Beziehung, nämlich der Existenzgeneralisation der Logiker [„G(a) → (Ex)G(x)"] zu einer entsprechenden quantifizierten Aussage übergehen zu können. Das ist allerdings möglich. Doch auch bei diesem Übergang verliert die Aussage ihre spezifisch diagnostische Valenz. Zur formalen Logik vgl. [7].

Sobald man es mit quantifizierten Aussagen zu tun hat, befindet man sich nicht mehr im Bereich des ärztlichen Handelns, sondern allenfalls im Bereich allgemeiner pathologischer oder nosologischer Erkenntnisse. Das gleiche gilt, wenn man über Sinn und Bedeutung der in den Diagnosen als Prädikate fungierenden Krankheitsbegriffe Aussagen macht. Ein entsprechender Irrtum kann höchstens dann entstehen, wenn man, der ungenauen alltäglichen Ausdrucksweise folgend, die Diagnose als Aussage mit dem in ihr vorkommenden Prädikat, dem Krankheitsbegriff, verwechselt.

Über Klassen von Individuen kann man keine Aussagen machen, die noch den Charakter der Diagnose aufweisen. Man kann freilich diagnostische Aussagen zu Klassen zusammenfassen. Darauf beruht die Möglichkeit einer Diagnosenstatistik sowie der statistischen Erfassung pathologischen Geschehens überhaupt. Auch epidemiologische Aussagen beruhen auf dieser Möglichkeit. Doch in diesen Fällen hat man es nicht mehr mit Diagnosen zu tun. Eine Diagnosenstatistik kann wissenschaftliche Erkenntnisse vielfältiger Art liefern; darunter können auch solche Erkenntnisse sein, die dem Diagnostiker bei der Begründung von Diagnosen von Nutzen sind. Auf diese Weise kann die Diagnosenstatistik unmittelbar oder mittelbar Diagnosen beeinflussen, die später gestellt werden. Medizinische Statistik steht daher zwar im Dienste der Praxis, um deretwillen sie betrieben wird, doch sie ist selbst deswegen keine praktische Disziplin. Denn sie hat es nicht unmittelbar mit konkretem Handeln zu tun, sondern lediglich mit der Bereitstellung von allgemeingültigen Einsichten und Gesichtspunkten, an denen sich konkretes Handeln orientieren kann. So sehr der Arzt auf bestimmte statistische Kenntnisse angewiesen ist – er hat es letztlich immer mit individuellen Patienten zu tun, deren Leiden er zu diagnostizieren und zu behandeln hat.

Eine Aussage hat nicht nur eine Quantität, sondern auch eine Qualität. War die Diagnose unter quantitativem Aspekt als Singuläraussage zu bestimmen, so erweist sie sich unter qualitativem Aspekt als eine *positive Aussage.* In einer Singuläraussage kann einem Individuum ein Prädikat zu- oder abgesprochen werden. Doch Aussagen negativer Qualität, in denen einem Individuum ein Prädikat abgesprochen wird, können keine Diagnosen sein, wiewohl sie bei der Auffindung der Diagnose Hilfsfunktionen übernehmen können. Wenn eine Diagnose darin besteht, daß einem individuellen Patienten der Begriff einer

Krankheitseinheit zugesprochen wird, dann kann natürlich die Feststellung, ein bestimmtes Krankheitsbild liege nicht vor, selbst keine Diagnose sein. Daß es sich hier aber um ein Hilfsmittel auf dem Wege zur Diagnose handeln kann, beweist die Methode der Ausschlußdiagnostik, bei der die endgültige Diagnose dadurch gefunden wird, daß aus einer Klasse von mehreren in die engere Wahl gezogenen Krankheitsbildern ein Element nach dem anderen eliminiert wird, bis im Idealfall genau ein Krankheitsbild übrig bleibt, dessen Begriff dann in die Diagnose eingeht. Natürlich bedarf auch eine solche Diagnose dann noch der positiven Begründung. Gleichwohl ist die Methode der Ausschlußdiagnose oft nützlich. Denn es ist in vielen Fällen leichter, das Nichtvorliegen als das Vorliegen eines bestimmten Krankheitsbildes zu beweisen. Aber es ist nicht sinnvoll und auch nicht üblich, bei solchen Zwischenergebnissen etwa von negativen Diagnosen zu sprechen. So bleibt der Begriff der Diagnose der positiven Zuordnung eines Krankheitsbegriffs zu einem individuellen Patienten vorbehalten.

Ein Logiker könnte vorschlagen, das Verbot negativer Diagnosen durch die Einführung entsprechend definierter Komplementärprädikate zu umgehen, d. h. er könnte es auf diese Weise der äußeren Form nach befolgen, seinem Sinn aber zuwiderhandeln. Nun ist es richtig, daß in einer formalen Theorie ein entsprechendes Verbot immer in dieser Weise umgangen werden könnte. Das ist aber im Umkreis der Diagnoseproblematik nicht der Fall: die Klasse möglicher Prädikate von Diagnoseaussagen ist hier durch die Empirie vorgegeben; die Aufstellung eines Repertoires möglicher Krankheitsbegriffe drückt eine Erkenntnis aus. Daher kann ein solches Repertoire nur durch neue und bessere Einsichten erweitert oder verändert werden, nicht aber durch formale Operationen oder konventionelle Definitionen.

In der positiven Singuläraussage, die die Diagnose darstellt, wird einem Individuum ein Begriff, nämlich ein Krankheitsbegriff, zugeordnet. Es ist ein Begriff, der nicht im Blick auf jenes bestimmte Individuum hin konstruiert ist. Wie jeder andere Begriff kann er prinzipiell auch unbestimmt vielen anderen geeigneten Individuen zugeordnet werden. Diese Art von Allgemeinheit ist jedem Begriff als solchem eigentümlich. An dieser Stelle sollen nun noch keine inhaltlichen Probleme erörtert werden, die sich im Blick auf die in Diagnosen zugelassenen Krankheitsbegriffe stellen. Ein formales Problem stellt sich hier aber insofern, als man annehmen könnte, die schon früher mit guten Gründen erhobene Forderung nach einer Individualdiagnose (dazu vgl. Curtius [8]) ziele auf eine diagnostische Praxis, die den Allgemeinheitscharakter der Krankheitsbegriffe überwinden will.

Doch das Problem der sogenannten Individualdiagnose ist kein formales oder logisches, sondern ein inhaltliches Problem. Es ergibt sich auf Grund der Erfahrung, daß die normale Diagnose, die „Lehrbuchdiagnose", selbst dann, wenn sie korrekt gestellt und begründet ist, nicht alle die Informationen enthält, die dem Arzt bei der Beurteilung des Patienten zu gewinnen möglich ist und der er zur Begründung seiner Handlungsentscheidungen bedarf. Von hier aus ergab sich dann die Forderung, die nosologische Begrifflichkeit so zu differenzieren, daß eine auf den jeweiligen individuellen Patienten zugeschnittene Diagnose möglich sein soll, die sich in der „Lehrbuchdiagnose" nicht erschöpft, sondern diese nur als Voraussetzung benutzt. Doch auch dann bleibt man in Wirklichkeit immer noch im Bereich der Allgemeinbegriffe. Es handelt sich nämlich hier immer nur darum, daß das herkömmliche System der nosologischen Begriffe so erweitert wird, daß neben diesem Begriffssystem noch andere Systeme verwendet werden, die neben klassischen Krankheitsbegriffen auch Begriffe zur Beurteilung von Reaktionsweisen und konstitutionellen Eigentümlichkeiten enthalten. Auf diese Weise kann gerade durch Anwendung verschiedener Begriffssysteme der individuelle Zustand des Patienten gleichsam eingekreist werden; dieser individuelle Zustand als solcher wird aber auf diesem Wege niemals endgültig und ohne Rest erfaßt.

Das Problem der Individualdiagnose ist also das Problem, ob und in welcher Weise das System der nosologischen Allgemeinbegriffe erweitert werden soll; daß es sich hierbei aber immer nur um die Einführung neuer Elemente vom Typus des Allgemeinbegriffs handelt, kann nicht ernstlich in Frage gestellt werden. Denn der Allgemeinheitscharakter ist mit jedem Begriff untrennbar verbunden. Aus diesen Gründen betrifft der Streit um die Individualdiagnose niemals die logische Struktur der diagnostischen Aussage, sondern nur das Repertoire der in ihr zugelassenen Allgemeinbegriffe. Der logischen Struktur nach ist jede Diagnose insofern eine Individualdiagnose, als sie sich immer auf ein Individuum bezieht; als Aussage muß sie aber mindestens einen Allgemeinbegriff enthalten. Solange man also überhaupt Aussagen macht, kann man den Bereich der Allgemeinbegriffe nicht verlassen. Das Problem der Diagnose besteht gerade darin, die Zuordnung von bestimmten Allgemeinbegriffen zu einem Individuum zu leisten und überzeugend zu begründen. In dieser Hinsicht gibt es keinen Unterschied zwischen der normalen, herkömmlichen Form der Diagnose und den verschiedenen Formen der Individualdiagnose.

Wissenschaftliche Erkenntnisse sind von einer ganz anderen Struktur als Diagnosen. Sie werden, sieht man von Grenzfällen ab, immer in Gestalt von quantifizierten Aussagen formuliert. Diese Erkenntnisse können zwar auf einem Wege gewonnen werden, auf dem man individuellen Dingen bestimmte Allgemeinbegriffe zuordnet und die Richtigkeit dieser Zuordnung auf Grund von bestimmten Methoden überprüft; auf ähnliche Weise können Erkenntnisse bestätigt oder verworfen werden. Doch die klassische Form der Erkenntnis selbst zeigt nicht diese Gestalt. Hier werden Allgemeinbegriffe nicht Individuen, sondern anderen Allgemeinbegriffen zugeordnet. Hier hat man es auf der formalen Ebene nicht mehr mit Individuennamen, sondern nur noch mit Individuenvariablen zu tun.

Die einfachste Gestalt, in der sich eine wissenschaftliche Erkenntnis ausdrücken läßt, ist die universelle, positive Aussage. Solche Allgemeinheitsaussagen enthalten jedoch, wie die Logik lehrt, eine Implikation, also eine Beziehung, die in der Umgangssprache am ehesten noch durch einen Wenn-Dann-Satz wiedergegeben werden kann. Die Form einer derartigen universellen Aussage lautet „$(x)\ (Bx \rightarrow Ax)$", umgangssprachlich also etwa so: für alle Individuen x gilt, daß, wenn x die Eigenschaft B hat, es auch die Eigenschaft A hat; in unpräziserer Ausdrucksweise: alle B sind A. In einem solchen Satz sind die Individuen, von denen die Eigenschaften A oder B möglicherweise ausgesagt werden, nicht mehr um ihrer selbst willen von Interesse. Von Interesse ist nur die Beziehung, die zwischen den Eigenschaften A und B besteht. Ob es ein x gibt, das die Eigenschaft B hat und gegebenenfalls wieviele und welche x dies sind, wird in einem solchen Satz weder gesagt noch vorausgesetzt. Diese Frage bleibt ausgeklammert, wie sich dies schon an der hypothetischen Formulierung ablesen läßt. Denn behauptet ist in einer solchen Aussage immer nur, daß, *wenn* einem Individuum eine bestimmte Eigenschaft zukommt, ihm *dann* auch eine andere Eigenschaft zukomme. Ähnlich verhält es sich bei komplizierteren Aussageformen, sowie bei den Formen, in denen die Allgemeinheit der Aussage durch einen Wahrscheinlichkeitsfaktor relativiert wird: immer handelt es sich um die Beziehungen zwischen Eigenschaften, die mit Hilfe von Begriffen ausgedrückt werden.

Diagnosen als Singuläraussagen sind demnach keine wissenschaftlichen Erkenntnisse im präzisen Sinn des Wortes; sie sind nicht nur durch ihren Inhalt, sondern auch durch ihre Struktur von den Aussagen unterschieden, auf deren Gewinnung und Begründung die theoretische wissenschaftliche Forschung abzielt. Gleichwohl sind in einer Diagnose wissenschaftliche Erkenntnisse vorausgesetzt; von ihnen wird Gebrauch gemacht. Damit ist gemeint, daß die Krankheitsbegriffe, die als mögliche Prädikate in Diagnosen zugelassen sind, solche Erkenntnisse gleichsam aufbewahren. Dies spiegelt sich auf der formalen Ebene in der Tatsache, daß jeder Krankheitsbegriff in vielerlei Beziehungen zu gleichartigen Begriffen und zu andersartigen Hilfsbegriffen unterschiedlichster Art steht. In diesem Begriffsnetz schlägt sich das Ergebnis der pathologischen, der klinischen, ganz allgemein der nosologischen Forschung nieder. Jeder einzelne Begriff stellt immer nur eine Art Knotenpunkt in diesem von der empirischen Forschung stets verbesserten Begriffsnetz dar. Wenn daher der erfahrene Arzt eine Diagnose stellt, dann hat er bei der Zuordnung des Krankheitsbegriffs zu seinem Patienten zugleich das ganze Begriffsnetz im Blick, in dem der einzelne Begriff steht. Als diagnostizierender und behandelnder Arzt setzt er dieses Begriffsnetz und die in ihm gespeicherten Erkenntnisse voraus. Er kann es aber in seiner Eigenschaft als Arzt weder erweitern noch korrigieren.

Man kann also festhalten, daß es sich bei jeder ärztlichen Diagnose ihrer Form nach um eine positive Singuläraussage handelt, für die als Prädikat nur ein Element aus einer auf bestimmte Weise qualifizierten Klasse, nämlich aus der Klasse der Krankheitsbegriffe, zugelassen ist. Die Leistung der im Umkreis der Medizin betriebenen wissenschaftlichen Forschung zeigt sich auf der formalen Ebene in einer ständigen Korrektur des Begriffsnetzes, das die Krankheitsbegriffe und eine Vielzahl von Hilfsbegriffen miteinander bilden. Die Leistung der Diagnose besteht dagegen in der sachgerechten und begründbaren Zuordnung solcher Krankheitsbegriffe zu einem konkreten, individuellen Patienten.

B. *Diagnose als Erklärung*

Im vorigen Abschnitt stand die Unterscheidung zwischen diagnostischen Singuläraussagen und den universellen Aussagen, auf deren Gewinnung wissenschaftliche Forschung zielt, im Mittelpunkt der Betrachtung. Zugleich war die Rede von Beziehungen, die zwischen beiden Aussagenklassen bestehen. Man könnte nun zunächst versuchen, in diesem Zusammenhang von der Anwendung induktiver Methoden zu sprechen. Denn das alte Induktionsproblem konzentrierte sich ja in der Frage, ob und gegebenenfalls wie es möglich ist, einen universellen Satz auf Singulärsätze zu begründen. Das Problem stellte sich in dieser Form, weil die neuzeitliche Naturwissenschaft einmal empirische Wissenschaft und zum anderen Gesetzeswissenschaft sein wollte und will. Sie will einerseits nur gelten lassen, was sich durch sinnliche Erfahrung ausweisen läßt, aber sie will andererseits Naturgesetze erkennen, also Gebilde, die selbst und als solche niemals in der sinnenfälligen Wirklichkeit zu beobachten sind. Wie können dann aber Gesetzesaussagen auf logische korrekte Weise aus Singuläraussagen, die sich auf die sinnenfällige Wirklichkeit beziehen, begründet werden? Dieses Induktionsproblem ist Gegenstand einer sehr umfangreichen und auch inhaltlich verzweigten wissenschaftstheoretischen Diskussion. Heute dürfte Einigkeit darüber erreicht sein, daß echte Allgemeinheitsaussagen aus Singuläraussagen allein mit logischen Mitteln nicht herleitbar sind. So besteht unter den Theoretikern der empirischen Wissenschaften heute wenigstens in der Frage Übereinstimmung, daß es sich bei den einzelnen Beobachtungstatsachen jedenfalls nicht um die einzigen Elemente handelt, die zum Aufbau einer empirischen Wissenschaft notwendig sind.

Warum ist dieser Hinweis auf das Induktionsproblem in unserem Zusammenhang überhaupt von Bedeutung? Als die Medizin damit begann, konsequent Methoden und Ergebnisse der Naturwissenschaft für sich fruchtbar zu machen, konnte es so scheinen, als seien die grundlagentheoretischen Probleme auch der Medizin mit der Lösung des Induktionsproblems verknüpft. Mag das für die theoretischen Hilfswissenschaften der Medizin richtig sein – die Prinzipienprobleme der praktischen Medizin sind von anderer Art. Die Gewinnung einer Diagnose geht nicht auf dem Wege der Induktion im engeren Sinne des Wortes vor sich, schon deshalb nicht, weil die Diagnose ja keine universelle Aussage von der Art ist, wie sie durch induktive Methoden gewonnen werden soll. In der Theorie der Induktion schienen anfangs die auf singuläre Beobachtungsdaten gehenden Basisaussagen relativ problemlos zu sein; Schwierigkeiten zeigten sich zunächst nur bei der Aufgabe, auf dieser Basis die Geltung universeller Gesetzesaussagen zu begründen. In der ärztlichen Praxis ist es aber gerade eine Singuläraussage, eben die Diagnose, mit deren Gewinnung Schwierigkeiten verbunden sind, deren Überwindung den überwiegenden Anteil der Anstrengungen des Arztes fordert. Daher ist die ältere Problematik der Induktion wenig geeignet, Wesentliches zur Lösung der mit dem Diagnosebegriff verbundenen Probleme beizutragen.

Nun ist freilich die Theorie der induktiven Wissenschaften nicht auf dem eben skizzierten Standpunkt stehengeblieben. Sie hat ihre Fragestellungen sowohl präzisiert als auch erweitert. Sie enthält in ihrer heutigen Gestalt in der *Theorie der wissenschaftlichen Erklärung* ein Lehrstück, das Begriffsbildungen bietet, mit deren Hilfe einige mit der ärztlichen Diagnose verbundene formale Probleme präzisiert und erörtert werden können[1]. Hier ist diese Theorie nur insoweit von Interesse, als sie sich mit der

[1] Zur Theorie der Erklärung vgl. W. Stegmüller [35], C. Hempel [19], zu ihrer Anwendung auf Probleme der ärztlichen Urteilsbildung Sadegh-Zadeh [32].

Möglichkeit der Erklärung von Einzelfakten auf Grund von Gesetzen beschäftigt; alle höheren Erklärungsstufen, also die Erklärung von Gesetzen durch andere Gesetze höherer Stufe und die Erklärung von Gesetzen durch Theorien können hier außer Betracht bleiben. Die Theorie der wissenschaftlichen Erklärung versucht jedenfalls der Einsicht gerecht zu werden, daß empirische Singuläraussagen durchaus nicht notwendig elementarer oder weniger problemreich zu sein brauchen als allgemeine Gesetzesaussagen.

Bei einer Erklärung geht es nicht darum, eine allgemeine Aussage, etwa von Art einer Gesetzesaussage auf der Basis von Einzelsätzen zu begründen. Umgekehrt soll der Grund für einen durch einen Singulärsatz ausgedrückten Sachverhalt unter Voraussetzungen einsichtig gemacht werden, zu denen immer auch universelle Sätze vom Typus der Gesetzesaussagen gehören. Freilich ist es mit dem begrifflichen Instrumentarium der Erklärungstheorie nicht möglich, einen individuellen Fall ausschließlich aus allgemeinen Sätzen verständlich zu machen. Für sich allein erklären allgemeine Sätze noch nichts, mögen sie im übrigen auch noch so gut begründet sein. Die Struktur einer wissenschaftlichen Erklärung verlangt vielmehr, daß neben universellen Sätzen stets auch noch individuelle Randbedingungen, die sogenannten Antezedentien, vorgegeben sein müssen, wenn ein individueller Fall erklärt werden soll.

Dies ist die Grundform der wissenschaftlichen Erklärung. Man bezeichnet sie heute als DN-Erklärung (= deduktiv-nomologische Erklärung). Es ist für sie charakteristisch, daß die Erklärung selbst die Gestalt einer meist einfachen logischen Ableitung zeigt: Aus mindestens einer Gesetzesaussage und mindestens einer Singuläraussage über das Bestehen von Randbedingungen (sie bilden zusammen das Explanans) wird auf formallogischem Wege der zu erklärende Satz (das Explanandum) abgeleitet. Die Erklärungstheorie erhebt nicht den Anspruch, das zu leisten, was noch niemals gelungen ist: materiale wissenschaftliche Probleme ohne Rest auf logische Probleme zu reduzieren. Denn mag auch, rein systemimmanent betrachtet, der Kern einer Erklärung eine mit formalen Mitteln vorgenommene Ableitung sein, so ist es doch nicht die einzige Obliegenheit des Erklärers, diese Ableitung vorzunehmen. Eine meist viel schwierigere Aufgabe ist es für ihn, die Explanantien zu finden, das heißt, die auf das Explanandum passenden Gesetzesaussagen und die einschlägigen Randbedingungen beizubringen und zu formulieren.

Die Theorie der Erklärung gehört zu den am besten durchgearbeiteten Stücken der heutigen Wissenschaftstheorie. Es ist ihr Verdienst, vor allem für die systematische Durcharbeitung der sich bei der Deutung von Forschungsexperimenten stellenden Grundlagenprobleme leistungsfähige begriffliche Hilfsmittel bereitgestellt zu haben. Ihre systematische Bedeutung wird gleichwohl überschätzt. Denn so sehr sich eine wissenschaftliche Theorie auch darin bewähren muß, daß sie individuelle Fakten des ihr zugeordneten Gegenstandsbereichs erklären kann, so sind solche Erklärungen eben doch niemals das eigentliche Ziel der Forschung. Der individuelle Sachverhalt ist nicht um seiner selbst willen von Interesse, er hat nur paradigmatische Bedeutung. Von Interesse sind primär die Gesetzesaussagen, aus denen, zusammen mit den Randbedingungen sich dann der in Frage stehende Sachverhalt erklären läßt.

Die Intention der wissenschaftlichen Forschung richtet sich also auf die Gewinnung und die Begründung von Gesetzesaussagen. Die Fähigkeit der Wissenschaft, individuelle Sachverhalte zu erklären, hat in der Forschungspraxis nur die Bedeutung, daß sich im Blick auf jene Fähigkeit Überprüfungsverfahren für die Gültigkeit von Gesetzesaussagen gewinnen lassen. Für die Einschätzung allgemeiner Gesetzesaussagen ist daher ihre prinzipielle Fähigkeit, Erklärungen zu liefern, wichtiger als alle einzelnen, de facto geleisteten Erklärungen. Kein Wissenschaftler wird ein Experiment ständig nur deswegen wiederholen, weil er über eine möglichst große Anzahl von Einzelfällen verfügen möchte, die er treffend aus einer Gesetzesaussage erklären kann. Die praktische Aufgabe des Arztes schließt hingegen die Notwendigkeit ein, daß er immer wieder dieselben Krankheitsbilder bei immer wieder anderen Patienten aufs neue diagnostiziert. Für ihn hat die Erklärung des Zustandsbildes des Patienten nicht nur paradigmatische Bedeutung.

Selbstverständlich können bei einer wissenschaftlichen Erklärung neben universellen Aussagen von strikter Allgemeinheit – oder anstatt ihrer – auch universelle Aussagen von statistischer Allgemeinheit verwendet werden. Dann kann die Erklärung selbst immer nur mit einem, im Idealfall freilich quantitativ exakt bestimmbaren Wahrscheinlichkeitsfaktor geleistet werden. In diesem, gegenüber der einfachen Erklärung vom DN-Typ komplizierteren Fall spricht man von IS-Erklärungen (induktiv-statistischen Erklärungen). Erklärungen im Bereich der Medizin folgen zumeist diesem Typus. Will man mit ihnen sachgerecht umgehen, so ist es nötig, daß der Wahrscheinlichkeitsfaktor stets ausdrücklich und exakt angegeben wird. Das ist in der gegenwärtigen Medizin, die sich oft mit nur ungefähren Wahrscheinlichkeits- und Häufigkeitsangaben begnügen muß, bisher nur in einem Teil der Fälle möglich. Die derzeitige durch die Möglichkeiten der EDV beeinflußte Entwicklung verspricht jedoch, in absehbarer Zeit jene Häufigkeiten feststellen zu können, durch die die Formulierung exakter Wahrscheinlichkeitsaussagen ermöglicht wird. – Im Zusammenhang der vorliegenden Überlegungen sollen indessen die Probleme der IS-Erklärungen nicht weiter berücksichtigt werden. Zwar wird eine ins Detail der einzelnen Krankheitsbilder gehende Medizintheorie nicht gut auf eine Anwendung der Theorie der IS-Erklärungen verzichten können. Hier jedoch geht es um Prinzipienbetrachtungen, bei denen der Unterschied zwischen DN- und IS-Erklärungen vernachlässigt werden kann. Es ist daher erlaubt, sich im vorliegenden Zusammenhang vorerst an dem einfacheren Modell der DN-Erklärung zu orientieren.

Wie stellt sich nun die Diagnose unter den Voraussetzungen der Erklärungstheorie dar? Sieht man für den Augenblick einmal vom praktischen Kontext einer jeden Diagnose und den aus ihm sich ergebenden Implikationen ab, dann ist es durchaus möglich, die Diagnose im Blick auf den theoretischen Anteil an ihrer Struktur als Element einer speziellen wissenschaftlichen Erklärung zu deuten. Denn überall, wo diagnostiziert wird, geht es ja darum, daß ein individueller Fall mit Hilfe von allgemeingültigen Einsichten nosologischer und pathologischer Art verständlich gemacht werden soll. Nun ist die Diagnose allerdings nicht der Akt der logischen Ableitung, mit dem eine Erklärung vollzogen wird. Das wäre mit der Tatsache, daß es sich bei ihr um eine Aussage handelt, schwer zu vereinbaren. Auch handelt es sich bei der Diagnose nicht um die Aussage, die man erhält, wenn man die logische Ableitung, mit der eine medizinische Erklärung gegeben wird, in Gestalt eines Wenn-Dann-Satzes formuliert. Denn in einer Diagnose wird das Bestehen eines bestimmten Sachverhaltes schlechthin behauptet und nicht nur unter der Voraussetzung, daß bestimmte Bedingungen gegeben sind. Solange die Gültigkeit einer diagnostischen Aussage davon abhängt, daß bestimmte Bedingungen gegeben sind, über deren Vorliegen man jedoch keine Aussagen machen kann, solange hat man es noch nicht mit einer auch nur formal korrekten Diagnose zu tun. Solange über allfällige Bedingungen noch nicht entschieden ist, befindet man sich in einer Situation, in der die Aufgabe der Differentialdiagnose erst noch gelöst werden muß.

Präziser ausgedrückt: die Diagnose ist keine Erklärung, sondern sie hat eine bestimmte Funktion in einer Erklärung. Doch um welche Funktion handelt es sich? Gehört die Diagnose zum Explanans oder zum Explanandum einer Erklärung? Wir waren davon ausgegangen, daß sie einem individuellen Patienten einen bestimmten Krankheitsbegriff zuordnet. Sie tut dies im Hinblick auf ein bestimmtes, vom Patienten gebotenes Symptomen- und Beschwerdebild. Wird nun aber das Vorliegen eines Beschwerdebildes beim Patienten mittels der Zuordnung eines Krankheitsbegriffes erklärt oder umgekehrt das Vorliegen einer definierten Krankheit durch das Vorliegen eines bestimmten Beschwerdebildes? Rein logisch betrachtet sind beide Möglichkeiten denkbar. Denn die ärztliche Erklärung enthält auf jeden Fall mindestens eine allgemeingültige Aussage, die eine strenge oder statistische Gesetzlichkeit zum Gegenstand hat. Es handelt sich dabei um eine Aussage, die nicht unmittelbar aus der ärztlichen Praxis, sondern aus einer auf diese Praxis nur bezogenen theoretischen Wissenschaft von der Art der Nosologie oder der Pathologie stammt. Im einfachsten Fall enthält diese Aussage eine mit dem Anspruch auf Allgemeingültigkeit auftretende Behauptung über die Verknüpfung eines definierten Krankheitsbegriffs mit einem für diese Krankheit charakteristischen Symptomenmuster. Während diese Aussage der ärztlichen Praxis bereits vorgegeben ist, muß diese Praxis die anderen Aussagen selbst erarbeiten: nämlich mindestens eine, auf den individuellen Patienten bezogene Antecedensaussage und mindestens eine, ebenfalls auf den Patienten bezogene Aussage, die das Explanandum enthält. Doch was wird nun wodurch erklärt? Wird – jeweils unter der Voraussetzung der allgemeinen Gesetzesaussage – beim Patienten die Krankheit durch ihre Symptome oder werden die Symptome durch die Krankheit erklärt?

Wenn diese beiden Möglichkeiten auch in logischer Hinsicht gleichwertig sind, so sind sie es doch nicht im Hinblick auf die Fragestellungen der ärztlichen Praxis. Für den handelnden und behandelnden Arzt ist erklärungsbedürftig immer das Zustands- und Beschwerdebild des Patienten. Es ist für ihn genau dann erklärt, wenn er es auf der Grundlage allgemeingültiger pathologischer und nosologischer Gesetzlichkeiten auf das Vorliegen eines definierten Krankheitsbildes reduzieren kann. Daß der Patient sich in einem bestimmten Zustand befindet, wird dadurch erklärt, daß er an einer bestimmten, wohldefinierten Krankheit leidet. Daher kann die Diagnose im ärztlichen Erklärungsmodell nicht das Explanandum sein; ihrer Funktion nach ist sie eine Antecedensbedingung. Der Sinn der diagnostischen Bemühungen stellt sich, projiziert auf die formale Ebene, so dar, daß in ihnen nach einer Antecedensbedingung gesucht wird, die das Beschwerdebild zusammen mit einer Gesetzesaussage zu erklären vermag. Erklärungsbedürftig ist zunächst immer etwas, was vor Augen liegt, im Falle der Diagnose also die Symptome und Beschwerden des Patienten.

Man darf dabei nur nicht übersehen, daß es ebenso zu den Aufgaben des Arztes gehört, weitere Symptome von sich aus aufzuspüren. Das ist überall dort der Fall, wo das vom Patienten gebotene unmittelbare Symptomen- und Beschwerdebild mehr als eine Erklärung zuläßt. In unserem formalen Modell bedeutet dies: es ist oft nicht nur genau eine Antecedensbedingung denkbar, die zusammen mit geeigneten Gesetzesaussagen die geforderte Erklärung leisten könnte. Was auf den ersten Blick wie ein explanatorischer Überschuß aussehen könnte, ist in Wirklichkeit ein Manko. Das System der ärztlichen Erklärung geht nämlich von der Voraussetzung aus, daß jedes Beschwerdebild auf eine und nur auf eine Weise durch eine Diagnose erklärt werden kann. Dies setzt natürlich zunächst einmal ein System von

Krankheitsbegriffen voraus, das im Hinblick auf dieses Erfordernis geordnet und definiert ist. Ein solches System wird immer von der Struktur eines Ideals sein: es findet sich nicht in der Wirklichkeit vor, aber die Wirklichkeit soll nach ihm beurteilt werden. Wenn also ein Beschwerdebild im Hinblick auf das System der Krankheitsbegriffe noch auf mehrere Weisen erklärt werden kann, so muß der diagnostizierende Arzt so lange nach weiteren Symptomen suchen, bis Eindeutigkeit hergestellt ist.

Das System der Krankheitsbegriffe muß dann aber auch die Gewähr dafür bieten, daß dieses Ziel, das Problem jeder Differentialdiagnose, in jedem Fall erreicht werden kann. Dazu ist es nötig, daß die Krankheitsbilder einmal randscharf definiert sind, und daß sie zum anderen fähig sind, jeden pathologischen Zustand ohne Ausnahme auf genau eine Weise zu erklären. Im Augenblick können wir jedoch von der Tatsache absehen, daß unser heutiges System der Krankheitsbegriffe weit davon entfernt ist, diesem Ideal zu genügen. Denn hier geht es vorerst nur darum, einige Struktureigentümlichkeiten der Diagnose unter der Voraussetzung idealtypischer Verhältnisse deutlich zu machen.

Die Lösungswege, die im übrigen im Zusammenhang mit dem Problem der Differentialdiagnose zur Verfügung stehen, lassen sich optimieren, je nachdem, mit welchen Konstanten man in personeller, apparativer oder zeitlicher Hinsicht zu arbeiten hat. Dies gilt natürlich nur unter der Voraussetzung, daß eine Diagnose gestellt werden muß. Diese Voraussetzung ist keineswegs selbstverständlich: man ist nämlich berechtigt, auf dem Weg der Krankheitserkennung spätestens an dem Punkt einzuhalten, von dem ab eine weitere Sicherung oder Präzisierung der Diagnose keine möglichen therapeutischen Alternativen mehr entscheiden kann.

Ein Problem ergibt sich dann, wenn die Symptome eines Patienten durch mehr als eine Diagnose erklärt werden müssen, weil, wie man dann sagt, der Patient gleichzeitig an mehreren Krankheiten leidet. Diese Möglichkeit steht der Forderung, die Beschwerden auf ein und nur ein Krankheitsbild zurückzuführen, nicht entgegen. Denn diese Forderung soll nur erreichen, daß die Konkurrenz unter mehreren Diagnosen prinzipiell in jedem Fall entschieden werden kann. Wo aber mehrere Krankheitsbilder nebeneinander bestehen können, liegt ein solches Konkurrenzverhältnis gar nicht vor. Doch das sind bereits spezielle Probleme, die sich ergeben, wenn man versucht, die logischen Beziehungen zu bestimmen, die im System der Krankheitsbegriffe zwischen den Elementen dieses Systems bestehen.

Wie sieht nun also eine ärztliche Erklärung aus? Ich wähle als Beispiel das alte Krankheitsbild der akuten Glomerulonephritis (vgl. dazu Sadegh-Zadeh [32]):

Gesetzesaussage:	Wenn eine akute Glomerulonephritis gegeben ist, liegen Hämaturie und Ödeme und Hypertonie und Proteinurie vor.
Antecedens:	Der Patient X hat eine akute Glomerulonephritis.
Explanandum:	Der Patient X zeigt Hämaturie und Ödeme und Hypertonie und Proteinurie.

(Bei Sadegh-Zadeh [32] sind die Explanandum und Antecedens vertretenden Beispielsätze vertauscht; dann handelt es sich aber nicht mehr um ein Beispiel für die ärztliche Urteilsbildung, sondern allenfalls noch um ein didaktisch orientiertes Beispiel.)

Wenn man dieses Beispiel für die ärztliche Urteilsbildung richtig verstehen will, muß man berücksichtigen, daß der Arzt aus dem, was er beobachtend und befragend am Patienten feststellt, nun keineswegs irgendwelche logischen Schlüsse zieht. Das mag nur so scheinen, wenn man den alltäglichen ungenauen Sprachgebrauch wählt. In Wirklichkeit leitet aber der Arzt nicht aus seinen Feststellungen irgendwelche Schlußfolgerungen ab, sondern er sucht nach den Voraussetzungen, aus denen sich das, was er festgestellt hat, als Schlußfolgerung ableiten läßt. Der diagnostizierende Arzt sucht nach Voraussetzungen, nicht nach Folgen.

Nun ist es klar, daß eine Erklärung nach dem angegebenen Schema unmodifiziert nur beim sogenannten Vollbild einer Krankheit möglich ist. Doch das Vollbild einer Krankheit, der sogenannte „Lehrbuchfall", ist kein alltägliches Ereignis. Die ärztliche Kunst hat sich ja bekanntlich gerade dort erst richtig zu bewähren, wo Patienten zur beurteilen sind, deren Symptomen- und Beschwerdebild Merkmale aufweist, die eine zwingende Zuordnung zu einem definierten Krankheitsbild nicht zulassen. Kaum jemals sind bei einem Patienten alle Merkmale zu beobachten, die zu der Definition der Krankheit gehören, an der er leidet. So ist die Redeweise verständlich, nach der für den ärztlichen Alltag gerade die atypischen Fälle das Typische sind. Ist unter diesen Umständen unser Erklärungsschema überhaupt noch anwendbar? In der Tat paßt das DN-Modell der Erklärung nur auf die Fälle, in denen das Vollbild einer Krankheit verwirklicht ist. In allen anderen Fällen muß man sich des IS-Modells bedienen. Denn in allen diesen Fällen muß man die Tatsache berücksichtigen, daß Krankheitsbilder mit ihren Merkmalen ebenso wie diese Merkmale untereinander immer nur im Sinne statistischer Gesetzmäßigkeiten verknüpft sind. Der sachgerechte Umgang mit diesen Gesetzmäßigkeiten vor allem ist es, der einen guten Teil dessen ausmacht, was man als ärztliche Erfahrung zu bezeichnen pflegt. Doch dieser Umgang muß nicht unter allen Umständen durch intuitive Akte reguliert werden. Ein exakter Umgang mit jenen statistischen Gesetzmäßigkeiten ist durchaus möglich. Doch in einem solchen Fall sind Aufgaben zu bewältigen, die die Leistungsfähigkeit des individuellen Scharfsinns und der individuellen Urteilskraft weit übersteigen. So ist es verständlich, daß man diese Dinge lange Zeit im Bereich der intuitiven ärztlichen Erfahrung am besten aufgehoben glaubte. Aber es ist auch kein Zufall, daß es gerade die durch die EDV bereitgestellten Möglichkeiten waren, die den Bemühungen um eine statistisch exakte Durcharbeitung der Krankheitslehre neuen Auftrieb gegeben haben. Es ist aber noch nicht sicher abzusehen, ob diese Durcharbeitung am Ende zu einer statistischen Exaktifizierung auf der Basis des bisherigen Krankheitssystems führen wird. Mehr spricht dafür, daß am Ende dieser Entwicklung ein neues System nosologischer Begriffe steht, das vom jetzigen System nicht nur inhaltlich, sondern auch prinzipiell verschieden ist.

Hier zeigt sich also schon eine Grenze der Anwendbarkeit des am DN-Modell orientierten Erklärungstypus. Es besteht aber auch noch eine andere Differenz im Hinblick auf die strengen Anforderungen der Theorie der Erklärung. Diese Theorie verlangt nämlich auch, daß bei einer empirischen wissenschaftlichen Erklärung das Antecedens einen empirischen Gehalt aufweist. Wie man diese Forderung nun aber auch auf die diagnostische Erklärung anwenden mag, man wird schwerlich übersehen können, daß eine vom Explanandum unabhängige Überprüfung des Antecedens überhaupt nicht möglich ist. Mag also mit Hilfe einer Diagnose auch das Symptomenbild eines bestimmten Patienten erklärt werden können, so besteht dennoch keine Möglichkeit, die Richtigkeit der Diagnose ohne Rückgriff auf das volle Symptomenbild zu überprüfen. Auch die Erhebung weiterer Symptome ändert an diesem Sachverhalt nichts. Die Richtigkeit einer Diagnose läßt sich also immer nur dadurch bestätigen, daß sie – und unter Voraussetzung des Systems der Krankheitsbegriffe nur sie – die verlangte Erklärung auch wirklich leisten kann. Es ist aber keine empirische Bestätigung möglich, bei der man nicht doch wieder auf eben jene Erklärungsleistung rekurrieren muß. Daher kann man das Modell wissenschaftlichen Erklärens auf die ärztliche Diagnose nur unter der Bedingung anwenden, daß man Konzessionen macht hinsichtlich der Forderung nach der empirischen Überprüfbarkeit des Antecedens. Insofern hat man es also bei der durch eine Diagnose vermittelten ärztlichen Erklärung nicht mit einer Erklärung zu tun, die allen Anforderungen gerecht würde, die man legitimerweise an sie stellen kann. Man kann also das Erklärungsmodell hier höchstens analog anwenden. Das ist verständlich: Denn die durch eine Diagnose vermittelte Erklärung ist kein Selbstzweck; sie soll vielmehr nur eine eindeutige Entscheidung über die Therapie ermöglichen. Hiernach bestimmt sich die Leistungsfähigkeit einer Diagnose, nicht nach ihrer Fähigkeit, Symptomenbilder bei Patienten theoretisch zu erklären.

Nur ein Teil der der Diagnose abverlangten Funktionen wird daher verständlich, wenn man ihr die Stelle eines Antecedens anweist, das in einem der wissenschaftlichen Erklärung ähnlichen Zusammenhang gemeinsam mit allgemeinen Gesetzesaussagen über Krankheitsbegriffe das Symptomenbild eines Patienten abzuleiten gestattet. Nur um einen Teil der Funktionen handelt es sich deshalb, weil es hier nur um solche Merkmale der Diagnose geht, die sie mit anderen theoretischen Gebilden gemeinsam hat. Die Diagnose ist aber außerdem auch ein Element in einem Handlungszusammenhang. Ihre Merkmale, die mit dieser ihrer Eigenschaft zusammenhängen, sollen nunmehr betrachtet werden.

C. *Diagnose als Handlungselement*

Jede Diagnose steht von Hause aus in Zusammenhang mit konkreten ärztlichen Handlungen. Auf ihre Feststellung folgt immer ein bestimmtes Handeln und Verhalten des Arztes, das durch sie begründet und legitimiert wird. Mit jedem Krankheitsbegriff, der diesen Namen verdient, sind nicht nur bestimmte Symptomenmuster, sondern ebenso auch bestimmte Handlungsschemata und ärztliche Verhaltensmuster verbunden. Man stellt im Hinblick auf den Zustand eines Patienten nur deshalb eine Diagnose, weil man in diesen Zustand eingreifen und weil man ihn verändern will. Das medizinische System, an dem sich das ärztliche Handeln heute, wenn nicht orientiert, so doch wenigstens zu orientieren glaubt, ist so aufgebaut, daß die zentralen Handlungsanweisungen regelmäßig nicht mit Einzelsymptomen oder Einzelbefunden, sondern mit Krankheitsbegriffen verbunden sind. Handlungsschemata, die nicht an Krankheitsbegriffe angeknüpft werden, gelten in diesem System nur als Ausnahme von einer Regel, die als solche nicht in Frage gestellt wird. Die lege artis durchgeführte Therapie orientiert sich erst in zweiter Linie an den Symptomen und Beschwerden, in erster Linie hingegen an den Krankheitsbegriffen, die in der Diagnose dem Patienten zugesprochen werden. So ist es auch zu verstehen, daß gerade der gewissenhafte Arzt immer wieder Gefahr laufen kann, Diagnosen anstatt Patienten zu behandeln.

Ist die Diagnose immer auch ein Element in einem Handlungszusammenhang, so wird von hier aus besser verständlich, warum nur Singuläraussagen als mögliche Diagnosen zugelassen sind. Mag das Erkennen immer auf allgemeingültige Regelmäßigkeiten ausgerichtet sein, so bleibt doch alles Handeln auf den Einzelfall bezogen. Handeln kann man immer nur als Individuum in konkreten, individuellen Situationen. Es kann kein Handeln nur im Bereich des Allgemeinen geben. Zwar können allgemeine Gesichtspunkte dem Handeln Orientierung geben; umgekehrt muß ein vernünftiges Handeln auch immer bereit sein, sich aus allgemeinen Gesichtspunkten zu rechtfertigen. Aber auch dann hört das Handeln nicht auf, sich unmittelbar immer nur auf konkrete Einzelfälle zu richten. Von einem rein theoretischen Standpunkt aus ist der konkrete Einzelfall als solcher uninteressant. Zwar ist nun auch jedes naturwissenschaftliche Experiment ein konkreter Einzelfall. Davon war bereits die Rede. Aber zu jedem kunstgerecht durchgeführten Experiment gehört, daß man alle Bedingungen angeben kann, unter denen es wiederholbar ist. In dieser Wiederholbarkeit liegt aber schon ein Bezug auf Allgemeinheit: jedes Experiment ist der Idee nach nur ein beliebig reproduzierbares Exemplar eines Zusammenhangs aus allgemeingültigen Gesetzlichkeiten und allgemeingültigen Handlungsschemata.

Das individuelle Experiment ist immer nur von Interesse, insofern es Repräsentant eines Allgemeinen ist. Dagegen ist der Patient um seiner selbst willen von Interesse, wenn Beschwerden und Befunde durch eine Diagnose erklärt und, wenn möglich, beseitigt werden sollen. Das Interesse am Einzelfall als solchem ist hier eindeutig praktisch motiviert. Es ist sogar die Vermutung gut begründet, daß überall, wo sich im Umkreis einer Wissenschaft ein Interesse am Einzelfall als solchem meldet, daß überall dort dieses Interesse einen praktischen Ursprung hat.

Die Diagnose bezieht sich zwar auf mögliche ärztliche Handlungen; aber das Stellen einer Diagnose ist auch selbst eine Handlung, die alle Merkmale aufweist, die für echte Handlungen überhaupt charakteristisch sind. Das ist der Grund dafür, daß eine im engeren Sinne des Wortes wissenschaftstheoretische Analyse der Diagnose niemals ganz gerecht werden kann. Sie bedarf daneben immer auch der Untersuchung unter handlungstheoretischen Gesichtspunkten. Auch dann braucht man die Ebene der Aussagenanalyse, auf der wir uns bisher in diesem Kapitel bewegt haben, nicht zu verlassen. Man muß nur in Rechnung stellen, daß jede Aussage neben dem logisch-syntaktischen und dem semantischen auch noch einen pragmatischen Aspekt bietet. Es ist ein Aspekt, den man vernachlässigen kann, wo es um rein theoretisch orientierte Aussagenanalysen geht, nicht jedoch dort, wo es von Bedeutung ist, daß eine Aussage zwar ein ideales logisches Gebilde ist, das aber in einem realen Gebilde verkörpert ist, das mit anderen realen Gebilden in vielfältige Abhängigkeitsbeziehungen treten kann. Diese Bedingung ist indessen in der praktischen Medizin gegeben. Da jede Diagnose in einem Handlungszusammenhang steht, wachsen ihr gleichsam von dort aus ihre Eigenschaften zu, die sie als Aussage und zugleich als Handlungselement charakterisieren. Zwar sind die Aussagen, die man de facto dort macht, wo man theoretische Wissenschaft betreibt, ebenfalls Handlungselemente, insofern nämlich, als sie in Handlungszusammenhängen derjenigen stehen, die diese Wissenschaft betreiben. Doch für sie ist es kennzeichnend, daß man von all den Aussagenmerkmalen absehen kann, die sich zeigen, wenn man eine Betrachtung unter pragmatischem Aspekt anstellt. Die Berücksichtigung dieses Aspektes, obwohl grundsätzlich nicht ausgeschlossen, führt nicht zu Alternativen, deren Entscheidung die Einsicht in die Gegenstände oder die Struktur dieser Wissenschaften fördert. Ich werde künftig von den Aussagen als von praktischen Aussagen sprechen, zu deren Sinn es gehört, daß sie in einem Handlungszusammenhang stehen, ohne dessen Berücksichtigung sie nicht adäquat verstanden werden können.

Wenn nun eine praktische Aussage immer auch danach beurteilt werden muß, daß sie ein nicht nur in logischen, sondern auch in realen Zusammenhängen stehendes Gebilde ist, so wird man sich bei ihrer Analyse der theoretischen Aussage als einer Art Negativkopie bedienen dürfen; will man die Eigenarten der praktischen Aussage erfassen, so wird man seine Aufmerksamkeit auf das richten, wovon man bereits abgesehen haben muß, wenn man sich für eine theoretische Aussage als eine solche interessiert. Die theoretische Einstellung abstrahiert von den realen Verflechtungen ihrer Aussagen. Der Gewinn besteht dabei für sie in der Tatsache, daß jede Aussage stets korrigierbar ist, die mit dem Anspruch auftritt, theoretische Erkenntnis auszudrücken. Sie läßt sich stets sowohl revozieren als auch überholen. Daher ist jede theoretische Erkenntnis immer vorläufig, zumal da sie immer unter dem Vorbehalt möglichen Irrtums steht.

Ganz anders steht es mit dem Handeln und daher auch mit der in einem Handlungszusammenhang stehenden praktischen Aussage: Ist eine Handlung einmal getan, dann ist sie ein für allemal getan. Eine Handlung kann niemals zurückgenommen, korrigiert, ungeschehen gemacht oder für ungültig erklärt werden. Allenfalls kann man versuchen, die unerwünschten Folgen einer Handlung durch neue Handlungen zu korrigieren oder zu beseitigen. Das gilt natürlich entsprechend auch für jede Aussage, insofern sie als Faktor in Realzusammenhänge eingegangen ist. Jede Handlung steht in der Zeit. Zwar steht sie innerhalb eines Zukunftshorizontes; als reales Ereignis kann sie jedoch die ihr eigene Zeitstelle niemals verlassen. Für die theoretische Aussage oder genauer, für die einem rein theoretischen Interesse zugänglichen Elemente einer Aussage ist es aber wesentlich, daß eine entsprechende Bindung an die Realzeit nicht besteht. Echte theoretische Aussagen sind nur im Hinblick auf ihr intentionales Korrelat von Interesse, nicht aber im Hinblick auf ihr reales Substrat. Ihre Geltung ist nicht zeitabhängig.

Will man nun der Diagnose als einer praktischen Aussage gerecht werden, so genügt es nicht, wenn man feststellt, daß sie den zu einem bestimmten Zeitpunkt vorliegenden Zustand eines Patienten beurteilt. Denn es ist für sie als praktische Aussage auch wesentlich, daß diese Beurteilung selbst zu einem bestimmten Zeitpunkt geschieht. Im Gegensatz zu den bei theoretischen Aussagen vorliegenden Verhältnissen kann eine Diagnose mangelhaft sein nicht nur dann, wenn sie inhaltlich falsch ist, sondern auch dann, wenn sie zu spät gestellt wird. Ein Experiment kann man grundsätzlich jederzeit wiederholen, eine Diagnosestellung nie. Denn hier hat man es beim Patienten zu einem späteren Zeitpunkt möglicherweise mit einer ganz anderen Situation zu tun, die vielleicht sogar durch frühere Diagnosestellungen und ihre Folgen mit hervorgerufen worden ist. So bleibt die

Diagnose immer an die jeweilige Gegenwart gebunden, und sie bezieht sich zugleich immer auf einen jeweils gegenwärtigen Zustand eines Patienten. Dem widerspricht nicht, daß eine sachgerechte Beurteilung eines gegenwärtigen Zustandes nur in einer Minderzahl der Fälle ohne Berücksichtigung der Vorgeschichte vorgenommen werden kann. Denn die Diagnose bezieht sich auch dann immer nur auf einen jeweils gegenwärtigen Zustand, wenn die Vorgeschichte in ihre Begründung eingegangen ist. Die gegenwärtige Beurteilung eines vergangenen Zustandes mag inhaltlich vollkommen richtig sein – um eine Diagnose kann es sich in einem solchen Fall jedoch nicht handeln.

Nun könnte es scheinen, als ließe sich die Zeitbezogenheit der Diagnose mit einem einfachen Kunstgriff eliminieren. Hat man nämlich zu einem Zeitpunkt t_0 festgestellt, daß einem Gegenstand *g* die Eigenschaft A zukommt, dann kann man die Zeitabhängigkeit der Aussage „*g* hat die Eigenschaft *A*" dadurch eliminieren, daß man die Zeitbeziehung in den Inhalt der Aussage aufnimmt und statt dessen formuliert „*g* hat die Eigenschaft *A* zum Zeitpunkt t_0". Auf diese Weise gelangt man leicht zu Aussagen mit zeitunabhängigem Geltungsanspruch. Ähnliche Verfahren wendet man an, wenn man aus einer Aussage etwa vorhandene situationsabhängige Elemente, die sogenannten Indikatoren („hier", „jetzt" u. dgl.) eliminieren will. Derartige Umformulierungen sind in den theoretischen Wissenschaften ganz gebräuchlich. Auch in der Medizin wird man eine richtige Diagnose nicht dadurch zu einer falschen Aussage machen, daß man die Zeitbeziehung in die Formulierung mit aufnimmt. Nur darf man nicht glauben, dadurch die Diagnose zeitunabhängig gemacht zu haben. Man hat höchstens eine zeitunabhängig geltende Aussage gewonnen, die jedoch keine Diagnose mehr ist. Denn zum Wesen einer praktischen Aussage vom Typus der Diagnose gehört, daß ihre Funktionen in dem Handlungszusammenhang, in dem sie steht, nicht von dem Zeitpunkt, zu dem sie gemacht wird, abgelöst werden können. Das Stellen einer Diagnose ist aber eine Handlung, die in der Zeit steht. Dieser Zeitbezug läßt sich durch keine logische Operation eliminieren, ohne daß damit zugleich ihr praktischer Charakter verlorenginge. Von hier aus läßt es sich verstehen, warum in einem korrekt geführten Krankenblatt der Befund, vor allem aber die Diagnose mit Datum und Unterschrift bestätigt zu werden pflegt.

Als Element eines Handlungszusammenhanges ist also die Diagnose selbst ein zeitbezogenes Gebilde und als solches deshalb im strengen Sinne unwiederholbar. Deshalb kann auch eine einmal gestellte Diagnose nicht so berichtigt werden, wie man im theoretischen Bereich einen Irrtum berichtigt. Nun weiß natürlich jeder diagnostizierende Arzt von der Gefahr möglichen Irrtums. Er weiß aber auch, daß er sich festlegen muß; vor allem weiß er, daß er die durch seine Diagnose motivierten und ausgelösten Handlungen und Unterlassungen niemals mehr ungeschehen machen kann. Daher ist es verständlich, daß die mittlerweile bereits kongreßfähig gewordene Problematik der Fehldiagnose im ärztlichen Selbstverständnis einen so breiten Raum einnehmen kann. Es mag wie ein Wortstreit erscheinen, wenn man sich darüber auseinandersetzt, ob eine Fehldiagnose überhaupt zu Recht als bestimmte Unterart der Diagnose angesehen werden darf oder nicht. Immerhin zeigt aber die Problematik der Fehldiagnose deutlich, daß sich Irrtümer in der Diagnose nicht in dem Sinne zurücknehmen lassen, wie das bei theoretischen Irrtümern möglich ist. Wenn es sich herausstellt, daß man zu einem bestimmten Zeitpunkt eine falsche Diagnose gestellt hat, dann kann man den vergangenen Irrtum als solchen auf keine Weise mehr ungeschehen machen. Man kann nur in der Gegenwart eine andere, neue Diagnose stellen und dabei seine Einsicht in frühere Irrtümer für die gegenwärtige Fragestellung fruchtbar zu machen suchen. Zwei zu verschiedenen Zeitpunkten von demselben Arzt an demselben Patienten gestellte Diagnosen brauchen sich gerade wegen ihrer Zeitbezogenheit auch dann nicht zu widersprechen, wenn sie inhaltlich Gegensätzliches aussagen. Widersprüche sind erst dann möglich, wenn man die Diagnosen zu zeitunabhängigen, theoretischen Aussagen umformt. Eine solche Umformung ist in vielen Fällen sogar sehr nützlich. Nur so wird es dem Arzt möglich, aus eigenen Fehlern zu lernen, nur so kann das Ergebnis der Obduktion ein Mittel zur Begründung ärztlicher Erfahrung werden. Diagnosen jedoch, insofern sie Handlungselemente sind, werden dadurch nicht berüht. Als Handlungselemente können sie nicht berichtigt werden. Sie ließen sich nur dann beseitigen, wenn Geschehenes ungeschehen gemacht werden könnte – also unter keinen denkbaren Bedingungen.

Wie ist unter diesen Voraussetzungen die oft vertretene Auffassung, wonach die Diagnose den kategorialen Status einer Hypothese hat, zu beurteilen? Verlangt man nur eine partielle Übereinstimmung, dann kann eine entsprechende Analogie nützlich und lehrreich sein. Naturwissenschaftlichen Hypothesen und Diagnosen ist in der Tat gemeinsam, daß es sich um Sätze handelt, deren Aufgabe darin besteht, eine Vielzahl von Einzelbeobachtungen zwanglos zusammenzufassen und zu erklären. So ist es verständlich, daß Methoden, die zur Bestätigung naturwissenschaftlicher Hypothesen dienen, manchmal auch für die Begründung von Diagnosen fruchtbar gemacht werden können. Doch man darf trotzdem nicht übersehen, daß die Allgemeinheit, die der naturwissenschaftlichen Hypothese im Blick auf die unter sie fallenden Einzelbeobachtungen zukommt, von kategorial anderer Struktur ist als die nur scheinbare Allgemeinheit, die der Diagnose im Verhältnis zu den beobachteten Einzelsymptomen zukommt. Die Diagnose bleibt immer eine Singularaussage, während naturwissenschaftliche Hypothesen regelmäßig die Gestalt einer universellen Aussage aufweisen. Umgekehrt sind ja wissenschaftliche Sätze von strikter Allgemeinheit ihrem systematischen Status nach nichts anderes als Hypothesen. So bleibt der Bereich der Gemeinsamkeiten zwischen Diagnosen und naturwissenschaftlichen Hypothesen eng begrenzt. Es ist in der Tat eine ganze Reihe von Merkmalen, auf Grund deren sich die naturwissenschaftliche Hypothese von der Diagnose unterscheidet; „dazu gehören die prospektive Anlage, die Unabhängigkeit von der Zeit, die Abgeschlossenheit, die Wiederholbarkeit, die Ausrichtung auf eine, eben die zu prüfende Variable" (Gross [14]).

Dies alles schließt freilich noch nicht die Möglichkeit aus, die Diagnose als einen hypothetischen Singulärsatz zu verstehen. Denn sie ist auf der einen Seite mit den Symptomen, auf der anderen Seite mit der Therapie verbunden. Es liegt nahe, die Beziehungen zwischen der Diagnose und den Sätzen über die Symptome und über die zu wählende Therapie durch eine Implikation, also durch einen hypothetischen Satz darzustellen. Nur muß man sich dann der Tatsache bewußt sein, daß man vom praktischen Charakter der Diagnose abgesehen hat. Es gibt zwar sowohl hypothetische Sätze als auch – was davon verschieden ist –, Sätze, die als Hypothesen, das heißt hier: als Vordersatz innerhalb eines hypothetischen Satzes fungieren. Es gibt demgegenüber keine hypothetischen Handlungen. Eine Handlung ist immer ganz das, was sie ist; sie läßt sich durch keine Voraussetzung relativieren. Man kann nicht hypothetisch oder gleichsam nur versuchsweise handeln. Hypothesen kann man, wenn nötig, durch bessere Hypothesen ersetzen. Handlungen kann man dagegen nicht widerrufen. Man kann sich immer nur mit der durch seine eigenen Handlungen geschaffenen Situation auseinandersetzen und versuchen, diese Situation durch neue Handlungen zu ändern. Die jeder Hypothese eigentümliche Vorläufigkeit hat daher kein Äquivalent im Bereich des Handelns. Sofern daher die Diagnose ein Handlungselement ist, kann sie nicht darin aufgehen, in dem Sinne Hypothese zu sein, in dem im theoretischen Bereich von Hypothesen gesprochen wird. In diesem Sinne berichtige ich meine früher vertretene Auffassung [42].

Wenn man trotzdem die Diagnose als Hypothese versteht, so wird man sich zunächst an den Strukturelementen orientieren, die eine ärztliche Erklärung ausmachen. Die in ihr enthaltene Gesetzesaussage hat als universelle Aussage die Gestalt einer (formalen) Implikation, in der allgemeingültig Krankheitsbegriffe bestimmten Befundmustern zugeordnet werden. Dann impliziert aber auch die im konkreten Fall korrekt gestellte Diagnose auf Grund des Erklärungsschemas die Aussagen über das Vorliegen der individuellen Befunde: Wenn der Patient *X* an der Krankheit *A* leidet, so weist er die Befunde *a*, *b* ... *n* auf. Das Erklärungsschema, das hier die Grundlage bildet, ist das Schema einer Deduktion. Das bedeutet jedoch nicht, daß der diagnostizierende Arzt ebenfalls deduktiv vorgehen könnte. Er ist ja noch nicht im Besitz der Elemente, die die ärztliche Erklärung ausmachen. Um sie aufzufinden, geht er *reduktiv*[1] vor: Gegeben sind nämlich zunächst nur Befunde. So muß nach einem Krankheitsbegriff gesucht werden, mit dessen Hilfe sich eine Diagnose formulieren läßt. Das Problem der Differentialdiagnose, von dem bereits die Rede war, besteht darin, bei mehreren zunächst möglich scheinenden Lösungen der Reduktionsaufgabe Entscheidungsverfahren anzuwenden, die es gestatten, zu einer und nur einer begründeten Lösung der Reduktionsaufgabe zu gelangen. Es ist also durchaus richtig, daß bei der Suche nach der rich-

[1] Zu diesen Methodenbegriffen vgl. die grundrißartige Erläuterung bei Bochenski [4].

tigen Diagnose auch mit Strukturen gearbeitet wird, die die Gestalt von Hypothesen haben. Doch das gilt immer nur, solange die Diagnose gesucht wird, aber noch nicht gestellt ist. Wird die Diagnose gestellt, so ist sie im Blick auf ihren Handlungszusammenhang keine einfache Hypothese vom Typus der theoretischen Hypothese mehr, sondern ein nicht revozierbares Handlungselement. Daher liegt im praktischen Charakter der Diagnose eine Grenze der Anwendungsmöglichkeit des Hypothesenmodells. „In der Wissenschaft ist die Hypothese ein vorläufiges Gebilde, eine Hilfskonstruktion, die schließlich Erkenntnis bringen soll, in der Medizin aber ist sie etwas Endgültiges, Grundlage der Handlung" (R. Koch [25] S. 49).

Damit kommen wir zur zweiten implikativen Beziehung, in der die Diagnose steht: Wenn der Patient an der Krankheit leidet, dann sind die therapeutischen Maßnahmen $\alpha, \beta \ldots \nu$ geboten. In diesem Fall ist das Vorgehen *deduktiv:* ist erst einmal die Voraussetzung gegeben, dann erfordert es keine besondere Mühe mehr, zur Konsequenz fortzuschreiten – ganz im Gegensatz zu der Mühe, die bei der zuerst genannten Implikation das reduktive Vorgehen bereiten kann. Schon aus diesen Beziehungen wird verständlich, daß die Diagnose vom Arzt gewöhnlich eine erheblich größere Anstrengung erfordert als die Wahl der richtigen Therapie. Die Diagnose muß reduktiv zuerst gesucht werden; ist eine Diagnose gefunden, so muß sie im Idealfall noch durch den Nachweis gesichert werden, daß nur sie und keine andere Diagnose die verlangte Erklärung leistet. Die Deduktion aber, die aus der individuellen Diagnose die indizierte Therapie abzuleiten gestattet, ist demgegenüber eine gedanklich einfache Operation. Zu ihr ist nur noch eine Gesetzesaussage nötig, die allgemeingültig mit dem jeweiligen Krankheitsbild ein bestimmtes Therapieschema verknüpft. Die Auffindung dieser Gesetzesaussage ist dann jedoch trivial, wenn die Diagnose und damit das jeweils vorliegende Krankheitsbild bereits bekannt ist.

In Wirklichkeit ist natürlich die Wahl der Therapie für den behandelnden Arzt nicht so problemarm, wie es nach unserem Schema aussehen mag. Denn in vielen Fällen ist es nötig, unter alternativen Möglichkeiten zu wählen. Ferner müssen die Anweisungen des Therapieschemas im Blick auf die Konstitution des Patienten modifiziert werden. Das alles kann nicht bestritten werden. Doch hier ist zunächst nur von Bedeutung, welchen Stellenwert diese Dinge im System des ärztlichen Denkens haben. Und es kann kein Zweifel daran bestehen, daß es sich hier immer nur um Korrekturfaktoren und Modifikationen des jeweiligen Schemas handelt, dessen Vorrang im gegenwärtigen medizinischen Denken noch nicht ernstlich in Frage gestellt wird.

Die Implikation, die eine Diagnose mit einer Aussage über die im jeweiligen Fall indizierte Therapie verbindet, bietet einen doppelten Aspekt. Es soll nämlich nicht nur das Bestehen einer bestimmten logischen Verknüpfung behauptet werden. Die Diagnose, als Handlungselement betrachtet, soll ja auch das konkrete ärztliche Handeln selbst sowohl motivieren als auch legitimieren. Als Handlungselement ist die Diagnose jedoch, wie sich schon gezeigt hatte, im Gegensatz zu theoretischen Hypothesen, weder revozierbar noch korrigierbar. Gleichwohl wird mit Recht gefordert, daß die Diagnose immer wieder der Überprüfung bedarf. Denn es besteht nun einmal die Gefahr, daß einmal gestellte Diagnosen ihr Eigenleben entfalten und der Gewinnung besserer Einsicht nicht selten im Wege stehen. Nun kann kein Zweifel an der Verpflichtung des Arztes bestehen, stets das Bewußtsein dafür wach zu halten, daß es kein absolutes Wahrheitskriterium gibt und daß mithin von keiner einmal gestellten Diagnose mit Sicherheit ausgeschlossen werden kann, daß sie möglicherweise falsch war. Insofern besteht also durchaus eine Analogie zwischen der Einstellung des Arztes zu seinen Diagnosen und der Einstellung des Wissenschaftlers zu seinen Hypothesen. Nur darf man dabei aber nicht übersehen, daß die adäquaten Reaktionen auf die Entdeckung der Falschheit einer Diagnose im einen, einer Hypothese im anderen Fall strukturell verschieden sind. Eine zeitunabhängige Hypothese kann bekanntlich jederzeit durch eine bessere Hypothese ersetzt werden. Eine zeitabhängige Diagnose hingegen kann, wenn sie erst einmal in der Vergangenheit liegt, durch nichts mehr beeinflußt werden. Wenn man daher von der Pflicht des Arztes zur ständigen Überprüfung seiner Diagnosen spricht, so kann man sinnvollerweise nur die Pflicht zur ständigen Prüfung meinen, ob zu einem späteren Zeitpunkt eine neue, aber immer noch inhaltsgleiche Diagnose gestellt werden kann. Die Einsicht in die Falschheit einer früher gestellten Diagnose zwingt also dazu, auch für den jeweils gegenwärtigen Zustand, in den die Handlungsfolgen aus der früheren Fehldiagnose schon eingegangen sind, eine neue Diagnose zu stellen. Es ist niemandem verwehrt, die Diagnose im Hinblick auf diese ihre Strukturen als praktische Hypothese zu bezeichnen. Nur sollte man dann sehen, daß sie sich im Hinblick auf ihre Zeitstruktur und auf ihre Eigenschaft als Handlungselement nicht nur inhaltlich, sondern auch strukturell von jeder theoretischen Hypothese unterscheidet.

Ein Problem besonderer Art ergibt sich noch im Hinblick auf den praktischen Charakter der Diagnose, wenn man die schon erwähnte, aber nicht ausgewertete Tatsache berücksichtigt, daß jede exakt und mit Berücksichtigung aller Informationshilfen gestellte Diagnose immer mit einem heute auch quantitativ angebbaren Wahrscheinlichkeitswert verbunden ist. Unter Voraussetzung des herkömmlichen Systems der Krankheitsbegriffe wird dann der Zustand eines Patienten nicht mehr durch eine Diagnose, sondern durch ein Spektrum von Diagnosen mit abgestufter Wahrscheinlichkeit ausgedrückt werden. In diesem Fall ist es möglich, die Frage nach der im jeweiligen Fall indizierten Therapie im Blick auf diese Wahrscheinlichkeiten nach Art einer Optimierungsaufgabe zu behandeln und zu beantworten. Denn die Therapie muß sich in einem solchen Fall natürlich nicht zwangsläufig an der Komponente des Diagnosenspektrums orientieren, die die höchste Wahrscheinlichkeit für sich hat. Das ist beispielsweise dann nicht der Fall, wenn das Unterlassen einer Therapie bei einer in höherem Grad wahrscheinlichen Diagnose für den Patienten weniger nachteilige Folgen erwarten läßt als das Unterlassen einer Therapie bei einer in geringerem Grad wahrscheinlichen Diagnose. – In diesen Dingen bleibt natürlich noch viel Grundlagenarbeit zu tun. Denn wir sind heute nicht nur weit davon entfernt, auch nur einigermaßen genau quantifizierte Wahrscheinlichkeiten von konkreten Diagnosen angeben zu können. Erst recht stellt die auf dieser Grundlage vorzunehmende Optimierung der Therapie noch prinzipielle Schwierigkeiten. Denn es ist derzeit noch nicht abzusehen, wie man sich einmal auf ein Bewertungssystem wird einigen können, in das – immer im Blick auf die Situation des individuellen Patienten – der von der jeweiligen Therapie erhoffte Nutzen ebenso wird eingehen können wie der Grad, in dem unerwünschte Nebenwirkungen noch tolerabel sind. Man muß jedenfalls mit der Möglichkeit rechnen, daß sich hier Fragen auftun, die eines Tages vielleicht mit einem neuen System von Krankheitsbegriffen besser zu bewältigen sein werden als mit dem heutigen System der in unseren Diagnosen verwendeten Krankheitsbegriffe.

Auch ein Diagnosenspektrum aber bleibt ein Handlungselement. Denn auch mit ihm sind notwendig bestimmte Handlungsanweisungen verbunden. So sehr nun auch in die Vorstellungen, an denen sich das Handeln orientiert, Wahrscheinlichkeitsbetrachtungen eingehen mögen – das Handeln selbst ist von einer Struktur, daß es niemals durch Wahrscheinlichkeiten abgestuft oder abgeschwächt sein kann. Handeln ist immer ganz das, was es ist. Ein nur wahrscheinliches Handeln kann es ebensowenig geben wie ein hypothetisches Handeln. Alle Optimierungen, zu denen die Medizin noch gelangen wird, können daher immer nur Entscheidungshilfen sein, freilich Entscheidungshilfen, deren man sich in dem Augenblick bedienen muß, in dem man sich ihrer bedienen kann. Doch so unentbehrlich sie auch sein mögen, wenn sie einmal zur Verfügung stehen – sie können den Punkt, an dem faktisch entschieden werden muß, zwar verschieben, aber doch nicht selbst einnehmen.

Die Betrachtung der Diagnose als Handlungselement hat die Stellung zu bestimmen versucht, die sie im Hinblick auf das therapeutische Handeln des Arztes einnimmt. Bei dieser Betrachtung treten die logisch-formalen Eigenschaften der Diagnose zurück; dagegen tritt die Tatsache in den Vordergrund, daß das Stellen einer Diagnose ein reales, zeitliches Ereignis ist, das als solches nicht in logischen Zusammenhängen, sondern in realen Handlungs- und Wirkungszusammenhängen steht und von hier aus beurteilt werden muß.

D. Medizin als praktische Wissenschaft

Der vorige Abschnitt suchte zu zeigen, daß einer der zentralen Begriffe der Medizin nicht angemessen verstanden werden kann, wenn man ihn nicht als Handlungsbegriff versteht. Damit ist jedoch die Frage nach dem Wissenschaftscharakter der Medizin gestellt. In welchem Sinne kann Medizin Wissenschaft sein, wenn ihr Ziel nicht im Erkennen, sondern in einem bestimmten Handeln liegt? Hier ist natürlich nicht an die vielen als theoretische Wissenschaften betriebenen Disziplinen gedacht, die von der Medizin in ihren Dienst gestellt werden. Es sind Wissenschaften, die von der allgemeinen Pathologie bis zur medizinischen Psychologie reichen und von Hause nur deshalb eine Beziehung zur Praxis haben, weil ihre Ergebnisse von einer praktischen Disziplin benutzt werden. Sie beziehen sich zwar in unterschiedlicher Weise auf Handlungen. Doch wer sie betreibt, handelt selbst nicht, oder doch nur in jenem sehr eingeschränkten Sinn, in dem auch das Betreiben einer theoretischen Disziplin eine bestimmte Form menschlichen Verhaltens ist. Läßt man aber einmal jene theoretischen Hilfs- und Grundlagendisziplinen beiseite, so erweist sich der Kernbereich der Medizin, nämlich die klinische Medizin, als eine wissenschaftliche Disziplin, die Handlungen nicht nur zum Gegenstand hat, sondern sich selbst in Handlungen realisiert. Die Medizin stellt nicht nur Sätze und Theorien über mögliches Handeln auf, sondern sie handelt selbst. Nicht zufällig ist der Begriff der Praxis mit keiner Wissenschaft, ja mit keinem Lebensgebiet so eng verbunden als gerade mit der Medizin. Unter welchen Bedingungen ist es aber sinnvoll, von einer praktischen Wissenschaft zu sprechen?

Eine alte, heute allmählich aus dem Gebrauch kommende Redeweise wird dem Sachverhalt dadurch gerecht, daß sie von der Medizin, ähnlich auch von der Jurisprudenz, als von einer Kunst spricht. Diese Redeweise ist auch heute zwar noch in einigen Ausdrücken und Redewendungen präsent, vor allem dann, wenn von den Regeln der „ärztlichen Kunst" oder wenn von „Kunstfehlern" gesprochen wird. Außerhalb dieser schon formelhaft gewordenen Redewendungen ist aber diese Ausdrucksweise heute nicht mehr unmittelbar verständlich. Das liegt daran, daß der Begriff der Kunst heute vorzugsweise dem Bereich des Ästhetischen vorbehalten und auf ihn eingeschränkt bleibt. Der Sprachgebrauch jener älteren Tradition kennt jedoch keine derartige Einschränkung auf den Begriff des Ästhetischen. In dieser auf die Wissenschaftslehre des Aristoteles zurückgehenden Tradition ist der Bereich der Kunst gerade der Bereich des sachgerechten, verantwortlichen und an Prinzipien orientierten und auf einschlägigen Sachwissen beruhenden praktischen Umgangs mit konkreten und individuellen Gegenständen und Situationen. Es ist ein Umgang, der Veränderungen an diesen Gegenständen und Situationen sowohl plant als auch bewirkt. Insofern bleibt die so verstandene Kunst von der auf unveränderliche und allgemeingültige Erkenntnisse hin ausgerichteten theoretischen Wissenschaft unterschieden.

Der heutige Arzt reagiert leicht gereizt, wenn man im Blick auf jene Einteilung seine Tätigkeit dem Bereich der Kunst zuweist. Zu nahe liegt das Mißverständnis, es werde damit seiner Tätigkeit das Prädikat des Wissenschaftlichen abgesprochen. Im Zeitalter eines allgemeinen Wissenschaftsglaubens – und manchmal auch Wissenschaftsaberglaubens – scheint dies ein hartes Verdikt zu sein. Doch man sollte nicht vergessen, daß in jener älteren Tradition die unter dem Oberbegriff „Künste" bzw. „Kunst" (ars, techné) zusammengefaßten Disziplinen, den im engeren Sinne des Wortes so genannten Wissenschaften, nämlich den theoretischen Disziplinen, durchaus gleichrangig waren. Auch ist zu berücksichtigen, daß jene ältere Tradition ihre Lieblingsbeispiele für die Kunst nicht etwa in einer der sogenannten schönen Künste, sondern gerade in der Kunst des Arztes, daneben auch in der Staatskunst und in der Kriegskunst fand. Der Aufschwung und rasche Fortschritt der neuzeitlichen Naturwissenschaften war eine der Ursachen dafür, daß die Eigenständigkeit der praktischen Disziplinen bald in den Hintergrund gedrängt und im letzten Jahrhundert fast ganz vergessen wurde. Seither orientierte sich das Verständnis von Erkenntnis und Wissenschaft ausschließlich an den theoretischen Disziplinen. Der reiche Wissens- und Problemverstand der praktischen Disziplinen, also der Künste im alten Sinne des Wortes, schrumpfte auf die Frage nach einer praktischen Anwendung der Ergebnisse der theoretischen Wissenschaften zusammen. An die Stelle des vernünftigen, verantwortlichen und an Prinzipien orientierten Handelns, dessen Tradition von den praktischen Disziplinen gepflegt worden war, trat der Dualismus von begründbarer, theoretischer Erkenntnis und grundloser, freier Entscheidung.

So konnte es dazu kommen, daß praktische Disziplinen wie die Medizin im wissenschaftstheoretischen Bewußtsein bald gar nicht mehr in ihrer methodischen Eigenständigkeit anerkannt wurden. In der Medizin führte dies nun keineswegs dazu, daß die Praxis de facto vernachlässigt wurde. Doch das Selbstverständnis des Mediziners orientierte sich vorwiegend an der naturwissenschaftlichen Basis der Medizin. Die praktische Ausrichtung des Faches, die sich natürlich aus den naturwissenschaftlichen Grundlagen nicht herleiten ließ, wurde durch das bald überstrapazierte Bewußtsein ethischen Engagements vertreten. Doch damit war die spezifisch praktische Dimension zumindest in der Selbstdarstellung der Medizin vergessen. Natürlich kann der Arzt seine tägliche Arbeit auch ohne adäquates Selbstverständnis bewältigen. Die Alternative zum adäquaten ist aber das falsche Selbstverständnis; keine mögliche Alternative ist dagegen sein völliges Fehlen. Es gibt kein menschliches Handeln, das nicht immer von seiner Selbstdeutung, sei sie adäquat oder inadäquat, begleitet würde. Ein inadäquates Selbstverständnis in den praktischen Disziplinen führt nicht zwangsläufig zu fehlerhaftem Handeln. Wohl aber kann es zur Hilflosigkeit führen, wenn es darum geht, ideologisch begründete Ansprüche, die an die Wissenschaften gestellt werden, abzuwehren. Die wissenschaftspolitische Diskussion unserer unmittelbaren Gegenwart bietet hierfür markante Beispiele. Allzu leicht wird der Praxisverlust durch unklares soziales oder politisches Engagement kompensiert.

Es ist der Sache nach von untergeordneter Bedeutung, ob man die praktischen Disziplinen wie die Medizin im Sinne der älteren Tradition als Künste oder als praktische Wissenschaften bezeichnet. Mit Rücksicht auf den heutigen Sprachgebrauch legt sich natürlich die zweite Alternative nahe. Auf jeden Fall ist es aber zweckmäßig, sich an den Kategorien zu orientieren, die jene ältere Tradition bei dem Versuch einer Analyse der praktischen Disziplinen entwickelt hat. Freilich muß man dabei berücksichtigen, daß man nicht, als wäre inzwischen nichts geschehen, jene Tradition einfach wieder fortführen kann. Denn wenn es auch nicht gerechtfertigt war, daß die Eigenständigkeit der praktischen Disziplinen vergessen wurde, so ist diese Tatsache immerhin doch verständlich. Denn die Situation der Wissenschaften heute unterscheidet sich in wenigstens zwei Merkmalen grundlegend von der Situation in der Zeit, als die praktischen Wissenschaften als eigenständige und gleichberechtigte Disziplinen anerkannt waren. Einmal stehen heute alle wissenschaftlichen Fächer untereinander in vielfältigen Zusammenhängen, vorzugsweise in dem Sinn, daß jede Wissenschaft für viele andere Wissenschaften die Funktion einer Hilfswissenschaft erfüllt. Eine derartige Interdependenz gab es in der klassischen Tradition nur in sehr bescheidenem Umfang. Zum anderen sind es aber gerade die theoretisch betriebenen Naturwissenschaften, die das Leben des Menschen und seine sozialen Ordnungen weit stärker verändert haben, als dies in früheren Zeiten jemals einer praktischen Wissenschaft möglich war. Dies vor allem gilt es zu bedenken, wenn man den systematischen Status der Medizin als

Wissenschaft im Rahmen der alten praktischen Disziplinen bestimmen will.[1]

Theoretische Wissenschaften zielen darauf, Einsicht in ein abgrenzbares Gebiet von Sachverhalten zu erarbeiten und in einem System von Sätzen, die durch Begründungsrelationen miteinander verbunden sind, darzustellen. Liegt ein solches Satzsystem formuliert vor, sprechen wir von einer Theorie. Praktische Wissenschaften können zwar auch derartige Satzsysteme erarbeiten und formulieren. Doch dies ist dort kein Selbstzweck. Zweck ist vielmehr ein bestimmter Gebrauch, den man von solchen in Form von Sätzen ausgedrückten Einsichten macht. Diese Sätze werden erst sekundär nach ihrer Eignung beurteilt, in ein durch logische Begründungsrelationen geordnetes System von Sätzen aufgenommen zu werden. Primär werden sie danach beurteilt, ob sie geeignet sind, vernünftigem Handeln Orientierung zu geben und solches Handeln zu motivieren. Dabei ist es durchaus denkbar, daß einzelne Teile eines solchen Zusammenhangs isoliert und einer theoretischen Bearbeitung unterzogen werden. Wesentlich bleibt immer nur, daß dies innerhalb eines durch praktische Fragestellungen bestimmten Rahmens geschieht.

Eine praktische Disziplin nimmt Mängel in ihrem Satz- und Begriffssystem notfalls dann in Kauf, wenn vernünftiges und zweckmäßiges Handeln dadurch nicht gestört wird. Hierfür bietet gerade die Medizin gute Beispiele. Zwar muß ein Minimum an begrifflicher Klarheit vorhanden sein, wenn sachgerechtes und einsichtiges Handeln ermöglicht werden soll. Ist dieses Minimum garantiert, so erlahmt oft das Interesse an der formalen Vervollkommnung des begrifflichen Systems. Auch

[1] Für den in methodischer Hinsicht parallel liegenden Fall der Staatswissenschaft vgl. die lehrreiche Arbeit von Hennis [20].

mit einem System von Krankheitsbegriffen, das mancherlei Mängel aufweist, kann gute Medizin praktiziert werden. Zwar bleibt auch dann noch die Vervollkommnung dieses Systems ein legitimes Problem der Medizin, doch es ist nicht ihr wichtigstes. Man wird daher das System der Krankheitsbegriffe in der heutigen Medizin höchstens dann mit Aussicht auf praktischen Erfolg kritisieren können, wenn man nachweisen kann, daß dieses System zweckmäßigem Handeln im Wege steht.

Man kann also nicht erwarten, alle für die theoretischen Wissenschaften maßgeblichen Grundbegriffe und Eigentümlichkeiten in den praktischen Disziplinen wiederzufinden. So sind Konsequenz und Radikalität in Fragestellung und Methode Tugenden der theoretischen Wissenschaften. Das gilt selbst dann, wenn sie auf diese Weise bis an die Grenze des Absurden geführt werden. In den praktischen Disziplinen geht es aber niemals um eine um ihrer selbst willen verfolgte Konsequenz, sondern darum, angesichts möglicher, in sich konsequenter Extreme einen vernünftigen Mittelweg zu finden. Die ihnen zugeordnete Tugend ist nicht die der Radikalität oder der immanenten Konsequenz. Ihre Tugend ist die des Kompromisses.

Wenn praktische Wissenschaften primär nicht so sehr Erkenntnisse über das Handeln, sondern das Handeln selbst zum Ziel haben, so darf dies doch kein blindes Handeln sein. Es muß ein Handeln sein, das sich stets an Grundsätzen orientiert und das sich stets selbst muß darstellen, begründen und rechtfertigen können. Die praktischen Wissenschaften haben zu diesem Zweck besondere Kategorien und Hilfsmittel entwickelt. In der Medizin gehört die Diagnose zu diesen Hilfsmitteln. Ihre Leistung besteht, unter diesem allgemeineren Gesichtspunkt betrachtet, vor allem darin, die Verbindung zwischen dem individuellen Fall und jenen allgemeinen Gesichtspunkten herzustellen, aus denen das Handeln gerechtfertigt werden kann. So wird die Diagnose zu einem wichtigen Hilfsmittel sowohl bei der Bestimmung als auch bei der Nachprüfung des Handelns. In diesem Sinne wurde sie hier als eine im Bereich einer praktischen Wissenschaft fungierende Singuläraussage bestimmt. Ich werde im folgenden von derartigen in praktischen Disziplinen fungierenden Singuläraussagen als von *Beurteilungen* sprechen.

Es ist zweckmäßig, solche Beurteilungen in den praktischen Wissenschaften von den eigentlichen Erkenntnissen, wie sie in theoretischen Wissenschaften gewonnen werden, zu unterscheiden. Denn es wird viel Verwirrung dadurch angerichtet, daß man Diagnosen gelegentlich wie Erkenntnisse behandelt, wenn man glaubt, die für den Umgang mit Erkenntnissen geltenden Regeln auch auf den Umgang mit Diagnosen anwenden zu können. Nun kann aber eine Beurteilung vom Typus der Diagnose kein wie auch immer geartetes Erkenntnisinteresse befriedigen. So groß auch die Mühe sein mag, die zur Sicherung einer Diagnose aufgewendet wird, so wird dadurch doch die Diagnose niemals zu einem wissenschaftlichen Forschungsergebnis. Dies wird schon an einem ganz banalen Sachverhalt augenfällig: Nach den heute anerkannten Regeln wird ein Forschungsergebnis der Fachwelt mitgeteilt, sobald es gesichert ist. Man hält es für selbstverständlich, daß auch inhaltlich eher bescheidene Ergebnisse publiziert werden. Auf der anderen Seite ist es ebenso selbstverständlich, daß auch die glänzendste und schwierigste Diagnose nicht veröffentlicht wird, es sei denn, daß man dem Einzelfall in methodischer Hinsicht exemplarische Bedeutung verleiht und nur bei Gelegenheit seiner zeigt, was von allgemeingültiger Bedeutung sein kann. Die Sicherung einer Diagnose führt also nicht zu einer ein Erkenntnisinteresse befriedigenden Einsicht, sondern zu einer mögliches Handeln bestimmenden Beurteilung eines Einzelfalls. Die Sicherung einer Diagnose, aus der weiter nichts folgt, ist unärztliches Verhalten.

Zu einer Erkenntnis gehört, daß das Bestehen oder Nichtbestehen von Regelmäßigkeiten behauptet wird. Dabei kann der Ausdruck ,,Regelmäßigkeit" so weit gefaßt werden, daß auch noch rein begriffliche Verhältnisse gedeckt werden. Es gehört zum Kern jeder Erkenntnis, daß sie sich in einem Satz ausdrükken läßt, in dem wenigstens zwei Begriffe in eine bestimmte Beziehung zueinander gesetzt werden. Eine Beurteilung behauptet jedoch lediglich, daß ein individueller Sachverhalt der Fall einer allgemeinen Regelmäßigkeit ist. Sie bedarf zu ihrer Formulierung nur eines Begriffs, daneben aber eines Individuennamens. Sie ist das Resultat einer Subsumption. Daher setzt jede Beurteilung immer schon ein System von Regeln und Begriffen voraus. Seinerseits wird aber dieses System von den Beurteilungen, die mit seiner Hilfe vorgenommen werden, keineswegs modifiziert. Daran liegt es, daß Erkenntnisinteressen mit einer Beurteilung gewöhnlich nicht verbunden sind. Dies schließt nicht aus, daß Beurteilungen für die Gewinnung von Erkenntnissen fruchtbar gemacht werden können. Der Unterschied des systematischen Status beider wird dadurch jedoch nicht berührt.

Wenn Erkenntnisse immer so ausgedrückt werden, daß das Bestehen einer bestimmten Beziehung zwischen wenigstens zwei Begriffen behauptet wird, so bedeutet das natürlich nicht, daß es sich dabei um Erkenntnisse aus Begriffen handelte. Die Begriffe dienen vielmehr nur der Darstellung einer zumeist auf nichtbegriffliche Weise gewonnenen Einsicht. Es ist der Ausnahmefall, wenn eine Erkenntnis nicht nur durch Begriffe dargestellt, sondern auch ausschließlich aus Begriffen gewonnen wird. Nun besteht aber schon aus logischen Gründen jederzeit die Möglichkeit, für die Definitionen der bei der Darstellung einer Erkenntnis verwendeten Begriffe so zu wählen, daß sich die Erkenntnis selbst mit rein logischen Mitteln nur auf der Basis dieser Definitionen gewinnen läßt. Diese Möglichkeit ist gelegentlich systematisch bedeutsam; ihre Verwirklichung freilich ist oft nur eine logische Spielerei. Zwar kann man auf diese Weise leicht jede einzelne empirische Erkenntnis in eine logisch-analytische Erkenntnis umwandeln, jedoch gelingt das niemals mit allen empirischen Erkenntnissen gleichzeitig. Denn der empirische Gehalt einer Erkenntnis wird durch eine derartige Transformation nicht verringert, sondern nur umgeleitet: ging dieser empirische Gehalt zunächst in die Formulierung der Erkenntnis selbst ein, so findet er sich nach jener Transformation in den neuen

Begriffsdefinitionen wieder; die Konventionen über sie sind im Blick auf jenen empirischen Gehalt abgeschlossen. – Echte Beurteilungen sind demgegenüber dadurch charakterisiert, daß bei ihnen derartige Transformationen nicht möglich sind. Die Subsumption, die einer Beurteilung zugrunde liegt, läßt sich nicht durch irgendwelche definitorischen Konventionen auf ein logisches Ableitungsproblem reduzieren. Ihr empirischer Gehalt läßt sich nicht auf konventionelle Begriffsdefinitionen umleiten.

Nun kann freilich auch keine theoretische Wissenschaft ganz ohne Gebilde vom Typus der echten, nur die Subsumption eines individuellen Gegenstandes unter einen Allgemeinbegriff ausdrückenden Beurteilung auskommen. Die Frage nach Gewinnung und Sicherung solcher Aussagen bildet das sogenannte Basisproblem der empirischen Wissenschaften. So haben wir es auch hier mit unhintergehbaren Subsumptionen zu tun; sie bezeichnen die Nahtstelle, an der der Übergang zwischen einer Theorie und ihrem Gegenstandsbereich greifbar wird. Doch das Subsumptionsproblem bietet in den theoretischen Disziplinen zwar wissenschaftstheoretische, aber nur selten konkrete inhaltliche Schwierigkeiten. Das hängt damit zusammen, daß die theoretischen Wissenschaften ihren Gegenstand nur zum Teil vorfinden, zum anderen Teil aber konstituieren. Der Gegenstand, auf den hier ein Begriff angewendet werden soll, ist im Hinblick auf eben jene Anwendung bereits vorgeformt worden. Ganz anders verhält es sich in den praktischen Disziplinen. Der Diagnostiker kann seinen Gegenstand nicht vorformen oder gar konstruieren, sondern muß ihn, den Patienten, mit seinen Beschwerden in seiner unüberschaubaren Vieldeutigkeit akzeptieren. Die theoretischen Wissenschaften können daher so vorgehen, daß sie den Beurteilungen, ohne die auch sie nicht auskommen können, im Aufbau ihrer Erkenntnisse eine Stelle anweisen, wo die mit ihnen verbundene Subsumptionsaufgabe keine gewichtigen Probleme mehr stellt. In den praktischen Disziplinen werden aber die zentralen Probleme in Gestalt derartiger Subsumptionsaufgaben gestellt.

Das besagt natürlich nicht, daß in methodischer Hinsicht allein steht, wer in einer praktischen Disziplin Subsumptionsaufgaben zu bewältigen hat. Er ist nicht nur auf unbestimmte Größen vom Typus der Intuition angewiesen, wenn er die Aufgabe bewältigen soll, einen Einzelfall unter einen Allgemeinbegriff zu subsumieren, um auf diese Weise zweckmäßiges Handeln zu ermöglichen. Gerade der erfahrene Diagnostiker ist es, der sich nicht auf seine Erfahrung wie auf ein Orakel beruft, sondern seine Diagnosen zu begründen weiß. Wie werden Diagnosen begründet? Die Antwort ergibt sich, wenn man die oben in Abschnitt B behandelte Erklärungsstruktur berücksichtigt: Eine Diagnose wird immer durch den Nachweis begründet, daß sie und nur sie – zusammen mit einer nosologischen Gesetzesaussage – die am Patienten gebotenen Einzelsymptome zu erklären vermag. Die Diagnose wird also durch die Ergebnisse der Befunderhebung, durch Anamnese, klinische und apparative Untersuchungen begründet. Doch die Erhebung eines jeden Einzelbefundes führt zunächst zu einem Zwischenergebnis, das stets in die Kategorie der Beurteilung gehört. Da nun mit jedem Krankheitsbegriff ein bestimmtes Befundmuster gesetzmäßig verknüpft ist, ergibt sich die Möglichkeit, auf Grund der Erklärungsstruktur die Diagnose reduktiv aus den Einzelurteilen, mit denen das Vorliegen von Symptomen festgestellt wird, zu begründen.

Freilich ist die Beurteilung der Einzelsymptome oftmals eine nichttriviale Aufgabe: gerade bei den klassischen Methoden der klinischen Krankenuntersuchung ist eine exakte Entscheidung, ob und gegebenenfalls in welchem Grade ein Symptom vorliegt, oftmals nicht möglich. Es läßt sich aber nicht übersehen, daß der Trend der heutigen Medizin dahin geht, solche Methoden der Befunderhebung zu bevorzugen, die die Angabe eines exakten Befundes ermöglichen. Es ist ein Trend, der zu Erhebungsmethoden führt, die zwar erhebliche technische Schwierigkeiten mit sich bringen können, von denen man aber andererseits hoffen zu können glaubt, daß die Schwierigkeiten bei der Beurteilung der Ergebnisse geringer sind. Die Beurteilungsschwierigkeiten ergeben sich denn auch oft gar nicht in Bezug auf das Vorliegen oder Nichtvorliegen von Krankheitszeichen; sie ergeben sich vielmehr in bezug auf die Fragen, wie das einzelne Zeichen zu gewichten ist und welche Befunde noch erhoben werden sollen, um zu einer begründeten Diagnose gelangen zu können. Besonders schwierig wird die Gewichtung von Befunden, wenn man Wahrscheinlichkeiten abschätzen muß, ohne daß – wie es heute noch überwiegend der Fall ist – die für eine exakte statistische Beurteilung nötigen Voraussetzungen schon gegeben sind.

Die Methoden, die zur Begründung einer Diagnose dienen, zeigen ohne Zweifel gewisse Analogien zu den in theoretischen experimentellen Wissenschaften verwendeten Methoden. Dies betrifft vor allem die Tendenz, die Primärbeurteilung möglichst problemlos zu gestalten. Doch es bleibt in jedem Fall ein entscheidender Unterschied, was durch diese Primärbeurteilungen begründet werden soll. Im Falle der theoretischen Wissenschaft ist es ein Satz mit Allgemeinheitscharakter; im Falle der Medizin ist auch das Ergebnis, nämlich die Diagnose, immer noch eine Singuläraussage, die, ebenso wie die Aussage über Einzelbefunde, zur Kategorie der Beurteilungen gehört. Probleme der Generalisierung tauchen daher in diesem Zusammenhang gar nicht auf. Die Diagnose wird dadurch, daß zu ihrer Gewinnung Hilfsmittel eingesetzt werden, wie sie ebenso gut in der theoretischen Wissenschaft zu Hause sind, noch lange nicht zu einer wissenschaftlichen Erkenntnis. Die Struktur der Beurteilung bleibt daher auch bei extensiver Verwendung technischer und theoretischer Hilfsmittel unangetastet. In solchen Fällen liegt lediglich eine Differenzierung vor: anstatt daß man einem

Krankheitsbild einen individuellen Patienten zuordnet, setzt man nun ein standardisiertes Befundmuster zu einem am Patienten erhobenen individuellen Befundaggregat in Beziehung. In jedem Falle handelt es sich aber um eine Subsumption von kategorial Heterogenem, nämlich eines Individuellen unter ein Begriffliches. In solchen Subsumptionen und ihrer Begründbarkeit liegt das Kardinalproblem der praktischen Wissenschaften.

Die ältere Tradition der praktischen Wissenschaften hatte unter dem Leitbegriff der Topik Entscheidungshilfen und Gesichtspunkte zusammengestellt, die bei Vornahme und Begründung einer Beurteilung das hier mögliche Maß an methodischer Sicherheit zu vermitteln bestimmt waren (vgl. Viehweg [40]). Freilich hat diese Hilfsdisziplin der Topik – ihrem Anspruch nach eine Methodenlehre der praktischen Wissenschaften – in der Medizin nicht in dem Maße Anwendung gefunden, wie das in anderen Fächern der Fall war. Inhaltliche Besonderheiten mögen der Anlaß gewesen sein, daß die vor allem im Umkreis der Jurisprudenz tradierten Denkformen nicht unmittelbar von der Medizin übernommen werden konnten. In Wirklichkeit hat jedoch die Medizin ein vollgültiges Äquivalent gehabt: Die Semiotik der älteren Medizin (vgl. Hartmann [18]) entspricht in ihrer Funktion genau der Topik in den anderen praktischen Disziplinen. Nun ist zwar der Begriff der Semiotik aus der Medizin unserer Tage längst verschwunden. Das besagt jedoch nicht, daß deswegen auch die Sachprobleme nicht mehr bestünden, die seinerzeit unter den Bedingungen des gegebenen Informationsstandes mit Hilfe der damaligen Semiotik optimal gelöst werden konnten. Die Methoden sind heute in einem solchen Maße weiterentwickelt worden, daß jener Ursprung nicht mehr auf den ersten Blick erkennbar bleibt. Überall jedoch, wo in der Medizin in der Form von Singuläraussagen auftretende Beurteilungen Ziel oder wenigstens Teilziel der Bemühungen sind und daher selbst der Begründung bedürfen, überall dort werden im Grunde Denkformen und Methoden von Topik und Semiotik verwendet – auch wenn sie als solche kaum mehr erkennbar sind.

Die erkenntnistheoretische Tradition hat auch auf der subjektiven Seite genau zwischen den Vermögen unterschieden, die zur Gewinnung von Erkenntnissen einerseits und Beurteilungen andererseits eingesetzt werden müssen: Sie unterscheidet Verstand und Vernunft von der mit an Beurteilungen und Subsumptionen orientierten *Urteilskraft*. Es handelt sich hier um ganz unterschiedliche Fähigkeiten, die durchaus nicht in einer Person in demselben Grade entwickelt sein müssen. Gelehrsamkeit und Scharfsinn sind nun einmal Fähigkeiten mit sehr unterschiedlicher Funktion. Um die Eigenart der Urteilskraft richtig würdigen zu können, muß man im Auge behalten, daß das Feststellen und Finden einer Regel und die Analyse eines Begriffes ganz andere Fähigkeiten erfordert als die Entscheidung, ob es sich bei einem vorliegenden individuellen Gegenstand um einen Fall handelt, auf den jene Regel paßt oder der unter jenen Begriff subsumiert werden kann. Keine Regel und kein Begriff können von sich aus zeigen, wann sie anwendbar sind und wann nicht. Ob ein bestimmter Fall der Fall einer Regel ist, läßt sich niemals von dieser Regel allein aus entscheiden. Das ist in der Medizin fast schon eine Trivialität; auch die genauesten und umfassendsten Kenntnisse im Bereich der Nosologie und der Pathologie garantieren ihrem Besitzer noch nicht die Fähigkeit, diese Kenntnisse auch im Einzelfall richtig anzuwenden. – Überall, wo sich die Urteilskraft zu betätigen hat, kann man ihr nur Gesichtspunkte als Entscheidungshilfen anbieten, jedoch keine sicheren Regeln. Denn die Anwendung von Regeln ist der einzige Bereich, der selbst nicht mehr endgültig durch Regeln determiniert werden kann. Urteilskraft kann in der Praxis immer nur an Beispielen eingeübt werden; man kann das Gesetz ihrer Betätigung jedoch nicht an Hand von allgemeingültigen Sätzen erlernen.

Für die Medizin hat dies Konsequenzen, die bis in den Bereich der mit der zweckmäßigsten Ausbildung zum Arzt zusammenhängenden Probleme hineinreichen. Es hängt mit der Eigenart der vom angehenden Arzt zu erwerbenden Kenntnisse, Fähigkeiten und Fertigkeiten zusammen, daß klinische Medizin und etwa Pathophysiologie auf ganz unterschiedliche Weise gelehrt und gelernt werden müssen. Der vielberufene Unterricht am Krankenbett soll ja gerade die praktische Seite der Medizin, bei der es um die adäquate Beurteilung des Einzelfalles geht, schon in der Ausbildung wieder stärker zur Geltung bringen. Er erfüllt diesen seinen Zweck gerade dann nicht, wenn der einzelne Patient, wie es oft geschieht, nur zum Anlaß genommen wird, allgemeine pathophysiologische Zusammenhänge zu erklären. Worauf es allein ankommen kann, ist nur, daß die Urteilskraft in die Beantwortung der Fragen eingeübt wird, die nur von ihr und von keiner anderen Fähigkeit bewältigt werden kann. Es handelt sich um die Einübung jenes Umgangs mit den Dingen, den man auch mit Hilfe des Begriffs der *Erfahrung* zu charakterisieren pflegt. Erfahrung zeigt sich aber gerade nicht in der Kenntnis vieler allgemeiner Gesetzlichkeiten, sondern in der Fähigkeit, im Beurteilen und Handeln den immer neu auftauchenden und immer wieder anders gearteten Einzelfällen gerecht zu werden. Dabei hängt es freilich vom Informationspotential der Zeit ab, welche Aufgaben in diesem Sinne der durch Erfahrung geübten Urteilskraft überlassen bleiben. Das kann, je nach dem Stand der pathologischen Grundlagenkenntnisse, der medizinischen Technik und des zur Verfügung stehenden Systems der Informationsverarbeitung ein jeweils sehr unterschiedlicher Aufgabenbereich sein. Solange Medizin aber eine praktische Disziplin ist, die es mit individuellen Patienten zu tun hat, kann man damit rechnen, daß es immer einen Aufgabenbereich geben wird, innerhalb dessen Urteilskraft und Erfahrung durch nichts ersetzt werden können.

Mit diesen Ausführungen sind die Grundlagenprobleme der Medizin als einer praktischen Wissenschaft nur angedeutet. Anders als in theoretischen Disziplinen kann man in der Medizin nicht auf eine reichhaltige wissenschaftstheoretische Diskussion zurückgreifen, wenn man grundlagentheoretische Überlegungen anstellt. So besteht immer die Gefahr, theoretische Wissenschaft als Wissenschaft schlechthin anzusehen, auch die praktischen Disziplinen von dort her zu verstehen und den hierbei verbleibenden Rest einem außerwissenschaftlichen, sei es ethischen, sei es politischen oder sozialen Engagement zu überantworten. Es sollte aber deutlich geworden sein, daß sich das stets auf Individuelles bezogene Handeln in den praktischen Wissenschaften nicht außerhalb, sondern innerhalb der Wissenschaft abspielt. Das wird leicht übersehen, wenn man die praktischen Disziplinen vorzugsweise von den Wissenschaften aus versteht, deren Ergebnisse sie in den Dienst ihres Handelns stellen.

Ich fasse zusammen. Die praktischen Disziplinen bilden eine eigenständige, den theoretischen Disziplinen gegenüber gleichberechtigte Hemisphäre der Wissenschaften. Ihre Eigenart läßt sich nicht verstehen, wenn man sie nur dadurch charakterisiert, daß in ihnen Ergebnisse theoretischer Disziplinen angewendet werden. Es sind vielmehr Wissenschaften, deren Aufgabe schon von Hause aus darauf geht, in konkreten und individuellen Situationen vernünftig zu handeln. Zu diesem Zweck ist es jedoch nötig, die Situationen auf verläßliche Weise beurteilen zu können. So sind es gerade Gebilde vom kategorialen Typus der Beurteilungen, in denen die Arbeit der praktischen Disziplinen greifbar wird. Sie haben zugleich die Aufgabe, das Handeln zu motivieren und zu legitimieren. Die wichtigsten Beurteilungen, die in der heutigen Medizin ärztliches Denken und Handeln zu koordinieren haben, sind jedoch Diagnosen. Sie sind positive Singuläraussagen, in denen zum Zwecke des Handelns der gegenwärtige Zustand eines Patienten dadurch beschrieben wird, daß man ihm den Begriff einer Krankheitseinheit zuordnet. Es bleibt aber die Frage, ob Beurteilungen, in denen als Prädikate die Begriffe von Krankheitseinheiten vorkommen, wirklich die wichtigsten Angelpunkte des ärztlichen Denkens und Handelns darstellen. Denn es könnte sein, daß dieses Beurteilungssystem zeitgebunden und nur einem bestimmten Stand des medizinischen Wissens und Könnens angemessen ist. Gibt es andere Möglichkeiten der Beurteilung, die der Diagnose die Stellung, die sie in der heutigen Medizin immer noch hat, streitig machen können?

Drittes Kapitel: Krankheitsbegriffe und Krankheitseinheiten

Die bisherigen Überlegungen hatten es mit der Diagnose als Aussage zu tun. Es war die Rede von den logischen Eigentümlichkeiten dieser Aussage sowie von der Struktur der Kontexte, in denen solche Aussagen verwendet werden; dazu gehörte insbesondere der Handlungszusammenhang, in dem die Diagnose ein Element darstellt. Vorausgesetzt war dabei jedoch, daß bereits ein Repertoire von Krankheitsbegriffen existiert, dem die in einer Diagnoseaussage möglichen Prädikate entstammen. Ferner war vorausgesetzt, daß das Repertoire jener Krankheitsbegriffe so geordnet ist, daß jedes diagnostische Problem eine, aber auch nur eine Lösung haben kann. Die Leistungsfähigkeit und die Grenzen jenes Systems oder wenigstens Repertoires von Krankheitsbegriffen stand nicht zur Debatte. In diesem Kapitel sollen nun einige Probleme betrachtet werden, die sich an jene, in konkreten Diagnosen als Prädikate fungierenden Krankheitsbegriffe anschließen. Die Erörterung des sogenannten Diagnoseproblems hat es oft nur mit der Angemessenheit und der Leistungsfähigkeit eben dieser Begriffe zu tun. Das liegt daran, daß der gewöhnliche Sprachgebrauch in der Medizin in dieser Hinsicht mehrdeutig ist: als Diagnose wird nicht nur im präzisen Sinn die diagnostische, auf einen individuellen Patienten bezogene Singuläraussage verstanden, sondern manchmal auch der in einer derartigen Aussage verwendete Krankheitsbegriff als solcher. Ein Diagnosenschlüssel enthält bekanntlich keine diagnostischen Aussagen, sondern er katalogisiert die in Diagnosen verwendeten Krankheitsbegriffe. Wie leistungsfähig ist das System dieser Begriffe? Ist es den heutigen Handlungsmöglichkeiten noch adäquat?

A. *Das System der substantiellen Krankheitseinheiten*

Das naive und unreflektierte Weltverständnis kennt eine Fülle von unterschiedlichen Krankheiten, die durch bestimmte Krankheitsbegriffe bezeichnet werden. Man geht davon aus, daß diese Krankheiten klar umgrenzt sind und immer scharf voneinander unterschieden werden können. Der Arzt muß daher, wie man meint, wenn er seine Aufgaben diagnostischer und therapeutischer Art angemessen erfüllen will, über eine sichere Kenntnis aller Krankheiten, die es „gibt", verfügen und mit den entsprechenden Unterscheidungsmerkmalen vertraut sein. Das wissenschaftliche Verständnis der Krankheiten ist von diesem naiven Verständnis nun keineswegs der Struktur nach unterschieden. Man wird dem System der wissenschaftlich definierten Krankheitsbegriffe besser gerecht, wenn man es als Präzisierung und als – freilich weit verästelte – Differenzierung auf der Basis jener naiven Krankheitsvorstellung versteht. Damit ist natürlich nicht gemeint, daß man jeden wissenschaftlichen Krankheitsbegriff eindeutig einem naiven Krankheitsbegriff zuordnen kann. Gemeint ist nur, daß man in beiden Fällen von den Krankheiten so redet, als handelte es sich um Einheiten, die wenigstens im Prinzip immer klar voneinander unterschieden werden können.

Sowohl die klinischen als auch die pathologischen Lehrbücher behandeln denn auch gewöhnlich ihr Thema unter den entsprechenden Voraussetzungen. Die Krankheiten werden dann gerne nach dem Vorbild jener Ordnung eingeteilt und gegliedert, wie sie etwa in der Systematik der Zoologie und der Botanik vorliegt. So erscheinen die einzelnen Krankheitsarten als wohlunterschiedene Einheiten, den Tierspezies vergleichbar, die immer so definiert sein müssen, daß für jedes Individuum des regnum animale eine und nur eine Eingruppierungsmöglichkeit besteht. Krankheitsbegriffe sind hier also, ähnlich wie die Begriffe von Tierspezies, echte Allgemeinbegriffe. Wie überall, wo man es mit Allgemeinbegriffen zu tun hat, stellt sich auch hier die Frage, was durch sie eigentlich bezeichnet wird. Bezeichnet der Allgemeinbegriff eine selbständige ideale Wesenheit, eine Entität, die auch unabhängig von dem sich auf sie beziehenden Begriff existiert, oder ist es nur ein Ordnungs- und Funktionsbegriff, der eine konventionell definierbare Klasse von Gegenständen bezeichnet und dessen Sinn sich darin erschöpft, unsere Erfahrungen in einem bestimmten Sachbereich und unseren Umgang mit ihm auf eine möglichst zweckmäßige, arbeitsökonomisch optimale Weise zu ordnen?

Wer sich heute über derartige Fragen Gedanken macht, wird wahrscheinlich der zweiten Seite der Alternative zuneigen. Es hängt mit den Grundentscheidungen der neuzeitlichen Naturwissenschaft zusammen, daß auch dem im Blick auf sie ausgebildeten Arzt eine Abwehrhaltung gegen alles anerzogen worden ist, was nicht gemessen oder beobachtet werden kann. Eine ideale Krankheitseinheit wäre aber eine derartige Größe. Faßt man aber den Krankheitsbegriff nur als Ordnungsbegriff auf, kann man, wie es scheint, den Schwierigkeiten entgehen, die mit der Annahme selbständig existierender idealer Spezies verbunden sind. Doch auf diese Weise kommt man nicht zu einer endgültig befriedigenden Lösung. Denn man kann in diesem Falle nicht erklären, warum einige dieser Ordnungsbegriffe im Hinblick auf die ihnen abverlangte Funktion sich als weitaus zweckmäßiger erweisen als andere Begriffe. Es ist natürlich konsequent, wenn man die Frage auf sich beruhen läßt und auf eine Erklärung bewußt verzichtet. Eine die prinzipiellen Probleme nicht ausklammernde Überlegung wird sich jedoch immer die Frage vorlegen müssen, auf welchen in den Dingen selbst liegenden Strukturen es beruht, daß sich nur bestimmte wenige Begriffsbildungen in der Arbeit mit dem entsprechenden Sachbereich als zweckmäßig erweisen, die meisten anderen, logisch gleichfalls möglichen Begriffe dagegen nicht. – Doch der Umgang mit den Krankheitsbegriffen braucht nicht immer den wissenschaftstheoretischen Überzeugungen dessen, der diesen Umgang pflegt, adäquat zu sein. Man kann theoretisch durchaus überzeugt sein, in den Krankheitsbegriffen nur zweckmäßige Ordnungsbegriffe vor sich zu haben; der praktische Umgang mit diesen Begriffen kann dann aber trotzdem so geartet sein, daß man mit den Krankheitsbildern zumindest so umgeht, als ob sie selbständige Wesenheiten bezeichneten. Welche Vorstellungen in Wirklichkeit mit den Krankheitsbegriffen verbunden werden, ergibt sich aber oft erst aus der Art, wie man mit diesen Begriffen umgeht.

Wie werden nun die Krankheitsbegriffe, mit deren Hilfe unsere Diagnosen formuliert werden, in der Praxis verstanden und benutzt? Man wird nicht erwarten dürfen, daß diese Begriffe sich nur inhaltlich unterscheiden, formal aber gleichsam auf derselben Ebene stünden. Unsere Krankheitsbegriffe entstammen im einzelnen durchaus unterschiedlichen pathologischen und nosologischen Denkweisen. So kann das Individuum nicht nur an einer Fülle inhaltlich unterscheidbarer Krankheiten leiden; darüber hinaus kann auch die Art, in der es von einer Krankheit, wie man sagt, befallen ist, ganz unterschiedliche Züge aufweisen. Wer von Rabies infiziert wurde, hat nicht nur der inhaltlichen Bestimmung des Krankheitsbildes nach eine andere Krankheit als ein reaktiv Depressiver. Er ist vielmehr auch auf eine ganz andere Weise krank. Das gilt auch dann, wenn man weniger extreme Beispiele wählt: auch von einem Erysipel wird das Individuum auf eine andere Weise befallen als etwa von einer Koronarsklerose oder von einem Altersemphysem. Mißbildungen und Entzündungen, Verletzungen und Degenerationserscheinungen sind nicht nur inhaltlich, sondern auch von ihrer formalen Struktur als Krankheiten her unterschieden. Der erfahrene Arzt wird in der Praxis diesen Unterschieden auch dann gerecht werden können, wenn er sich über sie nicht in abstrakter Allgemeinheit Rechenschaft geben kann. Hier kann die Praxis durchaus klüger sein als eine am Ideal systematischer Einheitlichkeit ausgerichtete Doktrin. In ihr wird immer ein bestimmter Typus von Krankheitsbegriffen im Mittelpunkt stehen, von dem her dann auch alle anderen, nicht diesem Typus angehörenden Begriffe gedeutet werden. Auf diese Weise kann es gelingen, die von Hause aus durchaus nicht immer kommensurablen Krankheitsbegriffe, zwar nicht in ein natürliches, aber wenigstens doch in ein künstliches, pragmatisches System zu fügen.[1]

Daß mit dem Krankheitsbegriff, oder genauer: mit seinem Namen ein selbständig agierendes, dämonisches Wesen bezeichnet wird, das den Menschen befallen und auch wieder verlassen kann, ist eine Vorstellung, die vergleichsweise primitiven Entwicklungsstufen des menschlichen Bewußtseins zugeordnet bleibt. Krankheiten sind hier nach der Art von Dämonen verstanden, die ihre eigene Persönlichkeit haben und mit denen man sich mit Hilfe der von der jeweiligen Kultur für solche Fälle zur Verfügung gestellten Praktiken wie mit einem Feind auseinanderzusetzen hat. Man wird dieser Krankheitsdeutung in ihrer naiven Gestalt nur noch selten begegnen; die ihr zugrundeliegende Denkform ist aber verbreiteter, als man annimmt.

[1] Zur Geschichte der Krankheitssysteme vgl. Berghoff [2].

Der Arzt muß immer damit rechnen, daß der Patient seine Beschwerden unter der Voraussetzung einer entsprechenden Vorstellungswelt deutet; er kann sich veranlaßt sehen, bei der Beratung des Patienten selbst von dieser Vorstellungswelt auszugehen, in der alle Symptome der Krankheit als Wirkungen aufgefaßt werden, die ein Dämon mit seinem Handeln hervorgebracht hat. Doch es ist nicht ausgeschlossen, daß der Arzt selbst bisweilen an Vorstellungen dieses Typs orientiert ist. Zwar wird heute niemand mehr bewußt animistische Vorstellungen kultivieren oder bestimmte Krankheitszustände als Ausdruck einer im wörtlichen Sinne verstandenen Besessenheit deuten. Doch dieser Vorstellungstyp herrscht auch noch dort vor, wo man, wie es heute in gewissen Kreisen sehr beliebt ist, sich darin gefällt, die sozialen und die ökonomischen Verhältnisse zu dämonisieren. Natürlich bestreitet niemand, daß durch bestimmte soziale Verhältnisse bestimmte Typen von Krankheitsfaktoren begünstigt werden können. Doch das kann niemals dazu zwingen, diese Verhältnisse selbst zu dämonisieren.

Rationalisiert man solche Vorstellungen, dann kommt man zu einer Deutung, auf Grund derer die Krankheit als eine parasitäre Existenz oder auch als deren Wirkungen verstanden wird. Das ist eine Vorstellung, die sich vor allem bei der Deutung der Infektionskrankheiten als ungemein fruchtbar erwiesen hatte, nachdem sich im vorigen Jahrhundert die Bakteriologie als selbständiger Forschungszweig zu etablieren vermocht hatte. Wenn wir heute auf Grund der Ergebnisse der Konstitutionsforschung, insbesondere auch der immunologischen Forschung, wissen, daß der Befall mit einem bakteriellen oder viralen Erreger allein noch kein Krankheitsgeschehen auszulösen braucht, so läßt sich doch schwer übersehen, daß Infektionskrankheiten gleichwohl an Hand der Erreger klar und eindeutig voneinander unterschieden werden können. Freilich sind auch hier weitere Differenzierungen nötig, die selbst nicht mehr den Differenzierungen der Erregertypen folgen: abgesehen von den Konstitutionsfaktoren ist hier die Tatsache zu berücksichtigen, daß verschiedene Erreger gleiche, gleiche Erreger aber auch verschiedene Krankheitserscheinungen hervorrufen können. Trotzdem sind dies nur Modifikationen an einem System von Krankheiten, die sich deswegen leicht nach dem Vorbild der zoologischen oder der botanischen Taxonomie klassifizieren lassen, weil eine entsprechende Klassifikation der sie auslösenden Erreger vorgenommen werden kann. Hier ist es offenkundig, daß es sinnvoll ist, von wohlbestimmten Krankheitsbildern und von Krankheitseinheiten zu sprechen. Die typische Infektionskrankheit läßt sich durch einen gesetzmäßigen, typischen Ablauf charakterisieren. Auch dann, wenn dieser Ablauf noch durch vielerlei zusätzliche Faktoren oft bis zur Unkenntlichkeit modifiziert werden kann, bleiben die typischen Krankheitsbilder gleichwohl verläßliche Orientierungspunkte. Läßt sich die Krankheit selbst auch kaum als parasitäre Existenz verstehen, so beweisen die Infektionskrankheiten, daß es Leiden gibt, die zumindest nicht ohne derartige parasitäre Wesenheiten verständlich sind. Zumindest hier scheint die Voraussetzung für die Aufstellung eines natürlichen Krankheitssystems gegeben zu sein.

Man hatte die Hoffnung gehegt, daß sich auch die übrigen Krankheitsbilder so spezifizieren, ja sogar individualisieren lassen, wie dies bei den Infektionskrankheiten möglich war, – auch dort, wo es nicht mehr möglich war, diese Krankheiten mit spezifizierbaren und individualisierbaren Erregern in Verbindung zu bringen. Die Hoffnung war, jede Krankheit als selbständige Wesenheit verstehen zu können, die, wenn schon nicht durch einen parasitären Erreger, so doch wenigstens durch eine Regelhaftigkeit in der Erscheinungsweise identifiziert werden kann, die sich von den Regelhaftigkeiten anderer Krankheiten in spezifischer Weise abhebt. Mochte also dem, was mit einem solchen Krankheitsbegriff gemeint war, auch keine handfeste selbständige Existenz zugrunde liegen, so sollte es sich doch um identifizierbare Einheiten handeln, die durch gesetzmäßige Verläufe charakterisierbar sind, insofern einen objektiven Realitätsgehalt aufwiesen und deshalb nicht als Ergebnisse bloßer Begriffskonventionen gedeutet werden konnten. Eben dies hat man im Sinn, wenn man auch heute noch von einem typischen Krankheitsbild oder von einer Krankheitseinheit spricht. Man verwendet zur Charakterisierung so verstandener Krankheitseinheiten auch gern den Ausdruck „ontologischer Krankheitsbegriff". Da der Ausdruck „ontologisch" jedoch im Bereich grundlagentheoretischer Erörterungen schon eine andere, festumrissene Bedeutung hat, werde ich stattdessen vom „substantiellen Krankheitsbegriff" sprechen.

Man pflegt die Auffassung von der Krankheit, die sich im substantiellen Krankheitsbegriff darstellt, auf Thomas Sydenham zurückzuführen.[1] Wenn Sydenham mit seinem Begriff der natürlichen Krankheitseinheit, dem Begriff der „species morbosa", arbeitet, so weiß er natürlich, daß es sich hierbei nicht einfach um ein parasitäres Wesen handelt, das den Menschen befallen und auch wieder verlassen kann. Gleichwohl führt die Orientierung an der spezifischen Konsistenz und an der Regelhaftigkeit der Natur zu dem Postulat, im Hinblick auf das Krankheitsgeschehen diese Regelhaftigkeiten in Gestalt abzählbarer und wohlunterschiedener Krankheitseinheiten zu fixieren. Die botanische Taxonomie dient Sydenham dabei ausdrücklich als Vorbild für eine mögliche Klassifikation der Krankheiten. (Primo, expedit ut morbi omnes ad definitas ac certas species revocentur, eadem prorsus diligentia ac acribeia, qua id factum videmus a botanicis scriptoribus in suis phytologiis, [36] S. 10.) Jeder Krankheitseinheit ist eine nur für sie charakteristische Symptomenkombination zugeordnet. Alle anderen Symptome, etwa solche, die nur durch die Konstitution des Individuums bedingt sind, haben nur akzidentelle Bedeutung. (... adeo aequabilis ac sibi ubique similis est Naturae ordo in producendis morbis, ut in diversis corporibus eadem plerumque reperiantur

[1] vgl. dazu vor allem Temkin [37].

ejusdem morbi symptomata, [36] S. 13). Diagnose und Therapie bleiben aber immer an jenen Krankheitseinheiten orientiert.

Das auf dieser Grundlage von Sydenham errichtete System enthält nun freilich nicht mehr jene vorrationalen Elemente, wie sie noch für das dämonische Krankheitsverständnis charakteristisch sind. Dennoch bleibt das einzelne Krankheitsbild als eine Art eigenständiger Wesenheit verstanden die sich in der Form gesetzmäßiger Verläufe und regelhaft auftretender Befundkombinationen zu manifestieren vermag. Die einzelne Krankheit, die sogenannte Krankheitseinheit wird auf diese Weise zu einem Gebilde vom Typus der Naturkonstante und des Naturgesetzes. Damit ist es möglich geworden, allgemeine Nosologie als theoretische Wissenschaft zu betreiben, die diese Naturkonstanten aufsucht und genau bestimmt.

Ob Sydenham mit der Konzeption seines substantiellen Krankheitsbegriffs vielleicht hippokratische oder antihippokratische Ansätze verwirklicht oder erneuert, ist eine Streitfrage, an deren Diskussion man sich zweckmäßigerweise nicht beteiligt. Ohnehin ist das Corpus Hippocraticum zu vielschichtig, als daß man eine eindeutige Antwort auf eine derartige Frage erhoffen könnte. Hippokrates ist im Bewußtsein der Medizin schon längst zu einer Symbolfigur geworden, auf die man das zu projizieren und in der man das zu finden pflegt, was man in seinem eigenen Umkreis und in seiner eigenen Gegenwart vermißt.

Das System der Krankheitseinheiten, wie es auch heute noch den größten Teil der Lehrbücher der klinischen Medizin bestimmt, ist ein System, das immer noch an diesem substantiellen Krankheitsbegriff orientiert bleibt. Wesentliche formale Kriterien werden von dort übernommen. Dabei ist es nicht so wichtig, ob die Krankheitseinheiten so vorgestellt werden, daß sie den für sie charakteristischen gesetzmäßigen Verlauf bewirken oder ob man in ihnen Fiktionen sieht, deren einzige reale Basis eben jene gesetzmäßigen pathologischen Verläufe sind. Es genügt, daß eine beobachtbare Gesetzmäßigkeit vorliegt: „Es ist zweckmäßig, von den Krankheitseinheiten wie von Gesetzen (gesetzmäßigen Kombinationen von pathologischen Abläufen und Erscheinungen) auszugehen" (Gross [15]).

Zu dem System der substantiellen Krankheitseinheiten gehört aber, daß jede Krankheitseinheit eindeutig identifizierbar ist; sie muß folglich von jeder anderen Krankheitseinheit exakt abgegrenzt werden können. Das gilt auch für die Anwendung auf konkrete, individuelle Krankheitszustände: unter der Voraussetzung dieses Systems der substantiellen Krankheitseinheiten ist bei jedem individuellen Krankheitszustand im Hinblick auf jedes beliebige Krankheitsbild immer eine eindeutige diagnostische Entscheidung möglich, ob dieses Krankheitsbild vorliegt oder nicht. Nur unter dieser Voraussetzung der Identifizierbarkeit der einzelnen Krankheitseinheiten läßt sich sinnvoll die Frage nach ihrer Zahl stellen. Es kommt in diesem Zusammenhang weniger auf die Tatsache an, daß die Nosologie heute etwa 50 000 Krankheitsbilder unterscheiden kann, sondern darauf, daß hier überhaupt Krankheitsbilder wie Individuen, wie Elemente einer Menge voneinander unterschieden werden. Nur unter Voraussetzung eines so konstruierten Systems identischer Krankheitseinheiten ist es sinnvoll zu behaupten, daß zwei Patienten an derselben Krankheit leiden. Ebenso ist es nur unter dieser Voraussetzung möglich, eine neue Krankheitseinheit zu entdecken, wie man eine neue Tierspezies entdeckt.

Dieses System der substantiellen Krankheitseinheiten hat sich bis jetzt, aller Kritik zum Trotz, als außerordentlich lebenskräftig erwiesen. Dies ist um so erstaunlicher, als nicht nur die tägliche Praxis oft ganz andere, durch dieses System nicht abgesicherte Wege geht. Auch wird dieses System selbst durch immer neue Zusatzannahmen, Subsidiärsysteme, Modifikationen und Korrekturfaktoren praktikabel gehalten. So kann dieses System der substantiellen Krankheitseinheiten mit dem System der individuellen Reaktionsweisen und der Konstitutionen kombiniert werden. Darüber hinaus kann man noch die unterschiedlichsten modifizierenden Umweltbedingungen in Rechnung stellen. Auf diese Weise wird man bald nicht nur unterschiedliche Verlaufsformen der einzelnen Krankheitsbilder differenzieren können, sondern man wird, wo es nötig ist, auch Übergangsformen zwischen Krankheitsbildern anerkennen können. Die vielen Modifikationen, die das System der substantiellen Krankheitseinheiten in der Gestalt, in der es heute angewendet wird, aufweist, geben kein Argument gegen die Brauchbarkeit dieses Systems ab. Im Gegenteil: der Erfolg dieses Systems, das auch heute noch unseren Diagnosen zugrundeliegt, zeigt sich nicht zuletzt gerade darin, daß es durch die Übernahme von neuen Differenzierungen immer wieder, wenn auch mit Mühe, dem Fortschritt der Forschung zu folgen vermag.

Man nimmt dabei in Kauf, daß die Einheit des Systems an manchen Stellen nur noch als Fiktion aufrechterhalten werden kann. Denn man muß berücksichtigen, daß die einzelnen Gruppen von Krankheitsbildern schon von Hause aus eine unterschiedliche Randschärfe aufweisen. Schon aus diesem Grunde haben konkrete Diagnosen je nach dem Typus des dem Patienten zugeordneten Krankheitsbildes ganz unterschiedliche Gewißheitsgrade – noch unabhängig von allen Unsicherheitsfaktoren, die sich aus der individuellen Situation ergeben. Mit Hilfe der Randschärfe eines Krankheitsbildes läßt sich für jedes Krankheitsbild der Grad an Gewißheit bestimmen, den eine mit seiner Hilfe gestellte Diagnose im günstigsten Fall haben kann. Krankheitsbilder, die in einem hohen Maße randscharf sind, werden daher in ihrer Definition pathognomonische Symptome oder Symptomkomplexe aufweisen. Es wird in ihrem Fall wenigstens immer eine Untersuchungsmethode geben, deren Anwendung die Diagnose zu sichern vermag. Die meisten Infektionskrankheiten sind in diesem Sinn mit einem hohen Grad an

Randschärfe definiert. Auch die Definition von Krankheitseinheiten aus dem Formenkreis der Neoplasien weisen noch eine relativ hohe Randschärfe auf. Geringer wird sie bei den degenerativen Erkrankungen, während die funktionellen Leiden ganz am anderen Ende der Skala stehen. Hier gibt es keine pathognomonischen Symptomenkomplexe mehr; Krankheitseinheit und Befundmuster sind in einer viel lockereren Weise miteinander verbunden, als dies etwa bei den Krankheitseinheiten vom Infektionstyp festzustellen war.

Wird dadurch dem am substantiellen Krankheitsbegriff orientierten System der Boden entzogen? Man muß zumindest ein Ungleichgewicht dieses Systems insofern in Kauf nehmen, als es einerseits Elemente enthält, bei denen wie bei den Infektionskrankheiten die Vorstellung der substantiellen Krankheitseinheit eine reale Grundlage hat, während bei den funktionalen Störungen die fiktiven Elemente in den ihnen zugeordneten Krankheitsbegriffen dominieren. Daher ist es sehr unwahrscheinlich, daß man jemals zu einem natürlichen System der Krankheitsbegriffe wird gelangen können. Zu heterogen sind die hier zu vereinigenden Elemente, als daß man hoffen könnte, aus bakteriellen Infektionen, Intoxikationen, Traumata, hereditären Anomalien, Degenerationen, funktionellen Organstörungen, reaktiven Verhaltensstörungen ein anderes als ein pragmatisches System aufbauen zu können.

Doch die Hoffnung auf ein natürliches System der Krankheitseinheiten wird ohnehin nur durch ein Mißverständnis hinsichtlich der naturwissenschaftlichen Grundlagen der Medizin genährt. Die Tatsache, daß die wichtigsten der von der Medizin in ihren Dienst gestellten Grundlagendisziplinen Naturwissenschaften sind, zwingt noch nicht zu der Annahme, daß ein natürliches System der Krankheitsbilder analog zu den natürlichen Systemen in den morphologischen Naturwissenschaften oder analog zum periodischen System der Elemente möglich ist. Denn der Begriff der Krankheit ist selbst kein eindeutig naturwissenschaftlicher Begriff, wenngleich er immer Komponenten enthält, die in den von den Naturwissenschaften überwachten Bereich hineinreichen. Er ist von Hause aus insofern ein pragmatischer Begriff, als er nur solche Zustände im körperlichen Bereich des Menschen betrifft, die einer Veränderung bedürfen.

Welche Zustände aber unter diese Bedingung fallen, läßt sich nicht unabhängig von dem vom Menschen entwickelten System seiner Ansprüche und Bedürfnisse festlegen. Dieses System ist aber nicht nur durch natürliche, sondern in noch höherem Maße durch historisch vermittelte Komponenten bestimmt. So ist es verständlich, daß Krankheitsbegriffe auch einem solchen historischen Wandel unterliegen können, der sich nicht auf die Fortschritte der naturwissenschaftlichen Grundlagenforschung zurückführen läßt. Daher ist das System der Krankheitsbegriffe niemals unabhängig von der Entscheidung darüber, welche Veränderungen überhaupt wünschbar sind. Es mag auf den ersten Blick wie eine Übertreibung erscheinen, wenn, wie es schon geschehen ist, eine streng naturwissenschaftliche Pathologie gefordert wird, die nur eine streng kausale Betrachtungsweise gelten läßt und daher nicht nur einen Begriff wie den der Entzündung, sondern bereits den Begriff „krankhaft" aus ihrem Bereich eleminieren muß (Ricker [31]). Das hat nun freilich nicht mehr viel mit Medizin zu tun. Es ist aber vollkommen richtig gesehen, daß in einer strikt und ausschließlich naturwissenschaftlich begründeten und aufgebauten Disziplin der Begriff des Krankhaften keinen legitimen Platz mehr hat. A. Proppe hat daher mit vollem Recht festgestellt, daß erst die Hermeneutik aus den Naturgegebenheiten eine Krankheitslehre mache [30].

Das System der Krankheitsbegriffe kann daher immer nur ein pragmatisch begründetes System sein – wie es einer praktischen Disziplin wie der Medizin denn auch angemessen ist. Auch das System der substantiellen, identifizierbaren Krankheitseinheiten ist in diesem Sinne ein pragmatisches System, das sich bewährt hat, und immer noch zu bewähren scheint, obgleich es sich im Interesse seiner Funktionsfähigkeit schon tiefgreifende Modifikationen und Erweiterungen hat gefallen lassen müssen. Doch erfüllt dieses System noch die Erwartungen, die man ihm entgegenbringt? Kein Zweifel, der Zwang zur Diagnose, von dem im ersten Kapitel gehandelt wurde, ist einstweilen noch stark genug, jeden prinzipiellen Einwand gegen dieses System zu neutralisieren. Im Selbstverständnis der allermeisten Ärzte ist nach wie vor die an einer substantiellen Krankheitseinheit orientierte Diagnose die Voraussetzung jeder kunstgerechten Therapie. Doch dies schließt nicht aus, daß es zweckmäßiges ärztliches Verhalten gibt, das an diesem System gleichsam vorbei handelt, ohne seine formelle Geltung anzuzweifeln. Es bleibt die Frage, ob die außerhalb dieses Systems betriebene Medizin eines Tages dazu führt, daß die Geltung dieses Systems, wenn nicht aufgehoben, so aber doch relativiert wird.

B. Medizin diesseits und jenseits der Krankheitseinheiten

Die Regeln der ärztlichen Kunst verlangen, daß jeder Therapie die Diagnose vorherzugehen hat, also die Feststellung, daß das Beschwerdebild eines konkreten Patienten unter den Begriff einer wissenschaftlich definierten Krankheitseinheit fällt. Die Therapie ergibt sich nach diesen Regeln erst als Folge der Diagnose, weil nur aus der Kenntnis der Diagnose die Krankheitsursache, wie man meint, beseitigt werden kann. Alle Therapie, die sich nicht auf eine Diagnose begründen läßt, gilt danach nur als symptomatische Therapie. Sie kann vom System her betrachtet, nur den Status der Ausnahme, des Vorläufigen oder des Subsidiären für sich beanspruchen. Die an diesem System orientierte Denkweise führt gelegentlich freilich auch zu unangemessenen Verhaltensweisen. Denn sie birgt die Gefahr in sich, dem Krankheitsbild als einer vermeintlich natürlichen Einheit ein von der Sache her nicht gerechtfertigtes Maß an Respekt entgegenzubringen. Er zeigt sich vor allem in der beim Arzt nicht selten auftretenden Befürchtung, durch vorzeitige Therapie das Krankheitsbild möglicherweise zu verwischen und damit die Chance zu einer Diagnosestellung zu verspielen. Die sich hier abzeichnende Einstellung kann gelegentlich sogar an eine fast ehrfürchtige Haltung den natürlichen Krankheitseinheiten gegenüber erinnern, wie sie sich beispielsweise bei einem Medizintheoretiker der Aufklärungszeit darstellt: „Der wahre, beständige und ewige Charakter der Krankheit würde niemals gefunden, wenn man den Lauf der Natur durch eine unschickliche Diät veränderte, oder vermittels eines Stromes von Arzneyen durchschnitt" (Zimmermann [43]). Ist diese Haltung gerechtfertigt?

Gewiß gibt es viele Fälle, in denen eine Therapie, die sich noch nicht auf eine begründete Diagnose stützen kann, wenn sie erst einmal begonnen hat, eine nachträgliche Diagnosestellung unmöglich macht oder mindestens erschwert. Man denke als Beispiel nur an die Probleme der Perniziosadiagnose. Gar so groß ist freilich der Schaden noch nicht einmal hier, wenn der Patient auf diese Weise eine adäquate, im übrigen nebenwirkungsarme Therapie auch ohne Sicherung der Diagnose erhalten hat und im übrigen in ärztlicher Überwachung verbleibt. Aber es gilt ganz allgemein, daß sich die Medizin nicht für so insuffizient halten sollte, daß sie bei der Beurteilung eines Patienten nicht die Resultate ärztlichen Handelns einkalkulieren könnte. Die Angst vor der Verwischung einer Diagnose durch „vorzeitige" Therapieversuche ist nur in den Fällen berechtigt, in denen auf diese Weise die Gefahr, die gebotene Therapie zu verfehlen oder zu versäumen, vergrößert wird. Aber diese Fälle geben keine Berechtigung, aus dem, was hier zu tun geboten ist, eine allgemeine ärztliche Regel abzuleiten. Denn die Diagnose ist niemals Selbstzweck; es ist daher durchaus erlaubt und im Normalfall sogar geboten, den diagnostischen Prozeß an einem Punkt abzubrechen, an dem feststeht, daß damit für den Patienten keine nachteiligen, durch ärztliches Handeln abwendbare Folgen verbunden sind und daß eine weitere Differenzierung keine Hilfe bei der Entscheidung therapeutischer Alternativen mehr bieten wird.

Die therapeutischen Möglichkeiten, die die heutige Medizin dem Arzt zur Verfügung stellt, haben eine Situation geschaffen, in der es möglich ist, daß optimales ärztliches Handeln nicht immer der vorgängigen Diagnosestellung bedarf. Gleichwohl muß natürlich auch dieses Handeln von einer adäquaten Situationsbeurteilung ausgehen. Doch diese Situationsbeurteilung braucht nicht zur Festlegung auf eine Krankheitseinheit im herkömmlichen Sinn zu zwingen. Hier kann man daran denken, daß parallel zu der in Pathologie und Nosologie immer weiter fortschreitenden ätiologischen Differenzierung der Krankheitsbilder in der Klinik eine Entwicklung abläuft, die zu einer Orientierung an Begriffen allgemeinerer Art tendiert, also eine Entwicklung, die jener Differenzierung entgegenzuwirken scheint. Man kommt auf diese Weise zu Begriffen, die eine Situationsbeurteilung ergeben, die jedoch nicht so weit differenziert ist, daß sie eine natürliche Krankheitseinheit im herkömmlichen Sinn enthielte. So haben Beurteilungsbegriffe wie „arterielle Verschlußkrankheit", „zerebraler Gefäßprozeß", „Zervikalsyndrom", „raumfordernder Prozeß" in der Sprache des Klinikers bereits ihren festen Platz. Mit Hilfe solcher Begriffe werden jeweils Zustände bezeichnet, die ätiologisch und pathologisch gesehen das Resultat sehr unterschiedlicher Prozesse sein und aus diesem Grunde von unterschiedlichen Diagnosen getroffen werden können. Die genaue Bestimmung der Krankheitseinheit, also die Stellung einer kunstgerechten Diagnose, ist nur möglich, wenn die Natur jener Prozesse bekannt ist. Es kann in manchen Fällen durchaus sinnvoll sein, den Differenzierungsprozeß bis zu diesem Punkt voranzutreiben. In einer Vielzahl von Fällen ist dies jedoch nicht geboten. Der diagnostische Prozeß wird bereits vorerst einmal angehalten, wenn jene Beurteilungen ermöglicht worden sind. Die relevanten ärztlichen Entscheidungen orientieren sich dann an diesen Situationsbeurteilungen, die in der klinischen Praxis dann die Stelle von Diagnosen vertreten, die gleichwohl aber im strengen Sinne keine Diagnosen sind, weil sie sich nicht an einer ausdifferenzierten Krankheitseinheit orientieren. Insoweit und solange sich also aus einer weiteren Differenzierung aber keine alternativen Handlungsanweisungen für den Arzt mehr ergeben, sind diese Beurteilungen vollgültige Legitimationsgrundlagen für ärztliches Handeln. Insofern können sie praxisgerechter sein als eine volle Diagnose im herkömmlichen Sinn.

Ein inhaltlich unterschiedliches, strukturell aber ganz ähnliches Bild bieten Notfallbehandlung und Intensivmedizin. Auch hier liegt immer beim Patienten ein Zustand vor, der einer Diagnose fähig wäre. Überall dort, wo in erster Linie für die Aufrechterhaltung entgleisender Vitalfunktionen gesorgt werden muß, wäre eine lückenlose diagnostische Abklärung nicht nur überflüssig, sondern sogar unärztlich, dann nämlich, wenn sie Zeit verliert, in der bereits zielgerichtet gehandelt werden kann und deshalb auch gehandelt werden muß. Daher ist es in der Intensivmedizin erst sekundär von Bedeutung, auf welches Krankheitsbild hin die vorliegenden Funktionsstörungen konvergieren. Die Abklärung braucht nur bis zu dem Punkt vorgetrieben zu werden, an dem eine Entscheidung über das optimale Vorgehen möglich ist. Dieser Punkt ist aber nicht erst dort erreicht, wo eine ausdifferenzierte Krankheitseinheit diagnostiziert werden kann.

Was für Notfallbehandlung und Intensivmedizin gilt – also für eine Medizin der Minimalzeiten, das gilt entsprechend auch für die Medizin der großen Zeiträume, nämlich für Präventivmedizin und Rehabilitation sowie für manche im Bereich der Geriatrie auftauchenden Probleme. Auch hier geht es oft um die Behandlung von Funktionsstörungen und Funktionsschwächen, für die eine genaue ätiologische und diagnostische Abklärung nicht unbedingt erforderlich ist. Auch hier bleibt zwar nach wie vor der Begriff der Krankheitseinheit anwendbar. Aber gerade in diesen Gebieten kann die an diesen Krankheitseinheiten orientierte Diagnostik oft gleichsam leerlaufen. Das in der jeweiligen Situation indizierte Handeln macht es auch hier nicht immer nötig, den diagnostischen Prozeß bis an sein Ende zu verfolgen, wenn die therapeutischen Entscheidungen auch von Beurteilungen aus begründbar sind, die die Volldiagnose nicht erreichen und auch gar nicht zu erreichen brauchen. Doch andererseits wird für die therapeutische Entscheidung die Beurteilung von anderen, in der individuellen Konstitution und Situation des Patienten liegenden und auch in eine Volldiagnose niemals eingehenden Faktoren oft viel wichtiger.

Ein großer Teil der Beurteilungen, die dem Arzt in seiner täglichen Praxis abverlangt werden, sind von ähnlicher Art. Eine Diagnose wird gerade bei der Behandlung der sogenannten Routinefälle der Allgemeinpraxis nur selten erreicht. Bei gutachterlichen Fragen ferner, bei denen es um eine Berufsunfähigkeit oder um eine Erwerbsunfähigkeit geht, wird zwar eine Diagnose gestellt. Die Antwort auf die gutachterlich relevanten Fragen wird aber oft gar nicht aus der Diagnose abgeleitet, sondern aus Beurteilungen, die von der Entscheidung über die Diagnose unabhängig sind. Auch Probleme wie etwa das der Operationsindikation bei unklarem Befund oder wie das der Indikation weiterer diagnostischer Maßnahmen oder Eingriffe stellen Aufgaben, deren Lösung hier oft sogar notwendigerweise auf die Orientierung an einer Diagnose verzichten muß.

Die moderne Entwicklung in Diagnostik und Therapie hat zu einer solchen Ausweitung der Möglichkeiten in beiden Sphären geführt, daß in allen dringlichen Fällen diagnostische und therapeutische Aktivitäten zumindest in zeitlicher Hinsicht nicht mehr voneinander abgesetzt werden können. Je differenzierter die therapeutischen Möglichkeiten sind, desto öfter wird die Behandlung schon einsetzen können und müssen, bevor der diagnostische Prozeß an seinen natürlichen Abschluß gekommen ist. Die Diagnose geht bei diesem ,,diagnostisch-therapeutischen Fließgleichgewicht" der Therapie nur noch in logischer, gewiß aber nicht mehr in zeitlicher Hinsicht eindeutig voraus. Dies führt dazu, daß es der behandelnde Arzt immer mehr mit Zuständen zu tun hat, in die die Wirkungen seines therapeutischen Handelns bereits eingegangen sind. Die vieldiskutierten iatrogenen Krankheiten bilden nur eine extreme, unerwünschte Form, in der sich jener Sachverhalt darstellen kann. Die Diagnose ex iuvantibus bildet ein anderes Extrem.

Solche Beispiele ließen sich vermehren. Es sind Beispiele, die Möglichkeiten anzeigen, wie das im jeweiligen Augenblick optimale ärztliche Handeln durchaus nicht immer an der Diagnose einer Krankheitseinheit orientiert sein muß, sondern sich in vielen Fällen an Beurteilungen anderer Art halten kann, die manchmal mögliche Bestandteile einer Volldiagnose sind, manchmal aber auch, wie bei der Beurteilung etwa von Konstitutionsfaktoren, außerhalb des Systems der Krankheitseinheiten und unabhängig von ihm bestehen. Es ist natürlich eine Frage der Konvention, ob man den Diagnosebegriff so ausweiten will, daß auch alle die Beurteilungen, die bestimmt sind, ärztliches Handeln zu rechtfertigen, ohne doch das Vorliegen einer definierten Krankheitseinheit festzustellen, noch durch diesen erweiterten Diagnosebegriff abgedeckt sind. Richard Koch hat diese Konsequenz gezogen, wenn er die Diagnose von der Krankheitseinheit ganz ablöst und ihren Begriff so weit aushöhlt und entleert, daß er nur noch den „Ausdruck für die Summe der Erkenntnis, die den Arzt zu seinem Handeln und Verhalten veranlaßt" darstellt (Koch [24]). Koch verfolgt mit dieser Ausweitung des Diagnosebegriffs aber ganz bewußt das Ziel, den an der Vorstellung substantieller Krankheitseinheiten orientierten Diagnosebegriff aufzulösen. Die von ihm statt dessen vorgeschlagene Definition der Diagnose ist aber zu formal und zu allgemein, um noch praktikabel zu sein. Zu der „Summe der Erkenntnis" gehören beispielsweise auch alle Primärdaten, alle Symptome, Krankheitszeichen und Beschwerden. Was den Arzt zu seinem Verhalten veranlaßt, ist aber regelmäßig das Resultat einer Auswahl und einer anschließenden Verarbeitung und Auswertung solcher Daten, mag nun dieses Resultat die Gestalt einer klassischen Diagnose oder die Gestalt einer anders strukturierten Beurteilung (eines „Diagnosoids") haben.

Man kann also gewiß den Diagnosebegriff so ausweiten und dabei inhaltlich so weit entleeren, daß ein grundlagentheoretisches Diagnoseproblem nicht mehr besteht. Doch selbst in diesem Fall bleibt die Frage nach der systematischen Stellung der substantiellen Krankheitseinheiten im ärztlichen Denken und Handeln bestehen. Besteht nun aber, wenn man einmal von konventionell entscheidbaren Definitionsfragen absieht, eine Notwendigkeit, von einem ärztlichen Orientierungssystem abzugehen, dessen entscheidende Elemente eben jene Krankheitseinheiten sind? Es wurde schon erwähnt, daß dieses System nicht trotz, sondern wegen der vielen Ausnahmen und zusätzlichen Differenzierungen, durch die es ergänzt worden ist, sich als außerordentlich lebensfähig erwiesen hat. Die Konstitutionspathologie hat die bisher wohl gewichtigsten Einwände gegen das System eines primär an natürlichen Krankheitseinheiten orientierten ärztlichen Denkens und Handelns vorgetragen. Aber auch sie hat die Geltung dieses Systems nicht ernstlich in Frage stellen können. Wo sie rezipiert wurde, erhielten ihre Einsichten den Status einer zusätzlichen Differenzierungsmöglichkeit auf der Basis des alten Systems. Das Gleiche gilt für alle Versuche, Faktoren zur Geltung zu bringen, die auf andere Weise mehr an das Individuum als an die von ihm unabhängige Krankheitseinheit gebunden sind. Die Diagnose der Krankheitseinheit bleibt die Basis, auf der alle weiteren Beurteilungen zu erfolgen haben, mögen sie auch manchmal für das ärztliche Handeln wichtiger sein als die Diagnose selbst (vgl. Siebeck [34], Curtius [8]).

Mag also optimales ärztliches Handeln auch noch so oft ein Handeln diesseits der Diagnose und diesseits der Orientierung an einer Krankheitseinheit sein, so wird doch dadurch allein das System der Krankheitseinheiten doch nicht ernstlich in Frage gestellt, sondern nur durch vielerlei Ausnahmen und Differenzierungen angereichert. Gute Praxis ist mit verschiedenen Denksystemen kompatibel, die sie sich jeweils nach ihren Zielen und Notwendigkeiten auszulegen vermag. Auf diese Weise kann ein Denk- und Begriffssystem ganz unterschiedlichen, oftmals sogar gegensätzlichen praktischen Anforderungen gerecht werden. Das ist in der Medizin nicht sehr viel anders als im Rechtswesen. Doch wie sieht dieses System selbst aus, unabhängig von der mit ihm arbeitenden Praxis? Ist es das, was es zu sein scheint? Ein wichtiger Teil der Kritik an diesem System wird jedenfalls auf Grund bestimmter, ihm immanenter Eigenschaften und nicht aus Bedürfnissen einer sich mittlerweile auch auf andere Weise orientierenden Praxis geübt.

Durchmustert man die in diesem System zusammengestellten Krankheitseinheiten, so bemerkt man bald, wie heterogen dieses Repertoire zusammengesetzt ist. Wenn man als Minimalbedingung von einem System verlangt, daß es wenigstens einheitliche Einteilungsgesichtspunkte aufweist, so bilden unsere Krankheitseinheiten noch nicht einmal ein System. Es sind ganz unterschiedliche Einteilungsgesichtspunkte, die hier zur Anwendung kommen. Idealfall und Leitbild bleibt zwar immer die ätiologisch zentrierte Krankheitseinheit. Einheit und Abgrenzbarkeit der Krankheit sind hier durch Einheit und Abgrenzbarkeit einer für ihre Entstehung mitverantwortlichen, spezifischen Ursache bestimmt. Es war schon die Rede davon, daß vor allem die Infektionskrankheiten Musterbeispiele für derartig determinierte Krankheitseinheiten abgeben. An solchen ätiologisch zentrierten Krankheitseinheiten orientiert sich indessen immer noch das nosologische Bewußtsein des Arztes. Doch man darf nicht übersehen, daß die Mehrzahl der Krankheitseinheiten nicht auf diese Weise definiert sind. So gibt es Krankheitseinheiten mit pathogenetisch, morphologisch, symptomatisch, therapeutisch oder funktionell zentrierter Definition. Eine historische Analyse könnte im Repertoire unserer Krankheitsbegriffe zahlreiche Differenzierungen vornehmen und Krankheitsbegriffe ihrer Entstehung nach bestimmten Epochen oder bestimmten Schulen zuweisen. In der Tat sind unsere Krankheitsbegriffe unter der Voraussetzung unterschiedlicher historischer Situationen und vor allem unterschiedlicher Fragestellungen entstanden. Man braucht sich daher nicht darüber zu wundern, daß sie sich nicht nur durch ihren Inhalt, sondern oft sogar auch durch ihre Struktur unterscheiden. Erhofftes Ziel der nosologischen Forschung bleibt gleichwohl, daß es einmal gelingt, ein

System zu vollenden, in welchem alle Krankheitsbegriffe ätiologisch zentriert sind. Ist diese Hoffnung begründet? Wenn man allein an die Vieldeutigkeiten in den Kausalbegriffen denkt, von denen im nächsten Kapitel noch die Rede sein wird, ist Grund zur Skepsis gegeben. Solange aber diese Hoffnung aufrechterhalten wird und solange sie der nosologischen Forschung Richtung und Ziel gibt, bleibt das System der Krankheitsbegriffe am Vorbild der ätiologisch zentrierten Krankheitseinheit orientiert. Unvollkommenheiten in diesem System wird man dann immer mit Lücken erklären, die durch künftige nosologische Forschung noch geschlossen werden müssen.

Lehrreich sind in diesem Zusammenhang die meist nach dem Namen ihrer Erstbeschreiber benannten klinischen Syndrome. Hier handelt es sich darum, daß bestimmte Befundmuster, deren Auftreten eine nicht mehr aus der Zufallsverteilung der Einzelbefunde verständliche Koinzidenz zeigen, standardisiert werden. Die Fragen nach der spezifischen Ätiologie und Pathogenese sind in diesen Fällen nicht zu beantworten. So bleibt die Aufklärung der Ätiologie in diesen Fällen ein Programm, zumal da das Syndrom nach Aufklärung des ursächlichen Zusammenhangs zur vollen Krankheit gleichsam befördert werden kann. Bis dahin jedoch bleibt das Syndrom eine ,,Krankheit im Wartestand" (vgl. Leiber [27]). Damit ist sehr plastisch die Tatsache umschrieben, daß es sich bei den Syndromen um Gebilde handelt, die nicht alle Merkmale aufweisen, die für eine vollgültige Krankheitseinheit erforderlich sind. So bleiben sie an der Peripherie des Bereichs der Krankheitsbegriffe angesiedelt. Auf diese Weise sind sie zwar noch ins System der Krankheitsbegriffe einbezogen, aber es ist zugleich dafür gesorgt, daß die Struktur der maßgeblichen Krankheitsbegriffe durch sie nicht modifiziert werden kann.

Für das ärztliche Handeln sind diese Namenssyndrome ebenso fungibel wie eine klassische, ätiologisch zentrierte Krankheitseinheit. Die Schwierigkeiten im Umgang mit den Syndromen rühren nicht von ihrer begrifflichen Struktur her, sondern von ihrer großen, rasch anwachsenden und schon heute nur noch für Spezialisten übersehbaren Anzahl. Ohnehin wird sich erst mit Hilfe verfeinerter statistischer Analyse feststellen lassen, bei welchen Syndromen es sich in Wahrheit doch nur um Zufallskombinationen handelt. Aber es ist ohnehin nur ein Bruchteil dieser Syndrome, die ins Bewußtsein der Kliniker eingeht und in der klinischen Praxis auch virulent wird. Wenn nun aber die Grenze zwischen Krankheitseinheit und Syndrom durch das Vorliegen oder Nichtvorliegen eines ätiologischen Schemas bestimmt wird, dann sind eindeutige Zuordnungen ohnehin nicht mit dem Anspruch auf Endgültigkeit möglich. Denn ätiologische Fragen kommen niemals an ein natürliches Ende. Es hängt immer vom Anspruchsniveau und von der konkreten Problemstellung ab, mit welcher Antwort auf eine ätiologische Frage man sich zufrieden geben will. So wird es verständlich, daß nicht nur, wenn bestimmte Voraussetzungen erfüllt sind, Syndrome zu echten Krankheitseinheiten befördert werden können, sondern daß auch Befundmuster, die bislang den Status einer echten Krankheitseinheit hatten, auf Grund besserer Einsicht zu Syndromen oder gar Symptomen zurückgestuft werden können. Man kann in diesem Zusammenhang an die Geschichte von Krankheitsbezeichnungen wie Morbus Basedow, Tetanie, Nephrose, Diabetes mellitus, Rheumatismus denken. Der Name kann in allen solchen Fällen unverändert bleiben; es ändert sich jedoch, was mit seiner Hilfe bezeichnet wird.

So markieren die Syndrome bereits eine Grenze der Anwendbarkeit der Vorstellung von der Krankheitseinheit. Diese Vorstellung wird zwar von den Syndromen eher unterlaufen als direkt in Frage gestellt und kritisiert. Weil sie selbst zwar keine vollgültigen und vollständigen Krankheitseinheiten sind, aber doch als gleichsam defiziente Formen noch von dem Ideal solcher Krankheitseinheiten her verstanden werden, stehen sie aber noch diesseits der Grenze des von diesem Ideal bestimmten Bereichs. Sie haben diese Grenze jedoch noch nicht überschritten.

Die bislang am besten fundierte Kritik am Leitbild der substantiellen Krankheitseinheiten hat sich als Konsequenz aus den modernen Bemühungen um eine taxonomische Ordnung im Bereich der Krankheiten und ihrer Symptome ergeben. Diese Bemühungen sind vor allem mit dem Namen A. Feinsteins verbunden. Seine Arbeiten enthalten ohne Zweifel den umfassendsten und gründlichsten Beitrag zur Medizintheorie unserer Tage. Die Ergebnisse dieser Untersuchungen, deren erste Etappe in dem 1967 erschienenen Buch "Clinical Judgment" [10] zusammengefaßt wurden, sind im deutschen Sprachbereich zwar nicht übersehen, aber doch noch nicht in dem ihnen zukommenden Umfang für die Medizintheorie fruchtbar gemacht worden. Feinstein geht es darum, der Praxis des Klinikers als solcher eine wissenschaftliche Basis zu geben. Damit ist nun gerade nicht die schon vorhandene naturwissenschaftliche Forschung gemeint, deren Ergebnisse vom Kliniker angewendet werden. Es geht vielmehr darum, die Tätigkeit des Klinikers selbst, seine Überlegungen, seinen Umgang mit den Grundbegriffen seiner Disziplin, mit Krankheitsbegriffen, klinischen Daten und therapeutischen Entscheidungen so zu rationalisieren, daß ihm die Möglichkeit gegeben wird, von einer auf ihn und nur auf ihn zugeschnittenen Wissenschaft Gebrauch zu machen, wenn er seine klinischen Entscheidungen begründen und überprüfen will. Er soll, ausgestattet mit den Methoden und Ergebnissen einer solchen exakten Wissenschaft vom klinischen Urteil, nicht mehr darauf angewiesen sein, sich lediglich auf unbestimmte Größen wie Erfahrung und Intuition berufen zu müssen, wenn es darum geht, die Ergebnisse der theoretischen Grundlagenwissenschaften auf den konkreten Einzelfall anzuwenden. Hinter diesem Unternehmen steht die ehrgeizige Absicht, auch die klinische Medizin selbst, nicht nur ihre Grundlagen- und Hilfsdisziplinen, in den Rang einer exakten Wissenschaft zu erheben. Zu diesem Zweck werden Hilfsmittel der modernen Mathematik, und zwar keineswegs nur aus dem Bereich der mathematischen Statistik, in den Dienst der klinischen Beurteilungsprobleme gestellt.

Im Zusammenhang mit diesem Unternehmen sah Feinstein die fundamentale Aufgabe zunächst darin, Bedingungen zu finden, mit deren Hilfe sich Krankheitseinheiten scharf definieren und voneinander abgrenzen lassen. Dies war ja schon immer das Problem gewesen, seit die Taxonomie in Zoologie und Botanik das Vorbild für die nosologische Taxonomie abgegeben hatte. Es war die Hoffnung, Krankheitseinheiten so voneinander abgrenzen zu können, wie das bei den Spezies des Pflanzenreichs und des Tierreichs möglich war. Die Aufgabe, eine solche Taxonomie zu finden, wäre dann gelöst, wenn es möglich geworden wäre, jeden individuellen Krankheitszustand ebenso eindeutig unter einen und nur einen Krankheitsbegriff zu subsumieren, wie es möglich ist, ein Lebewesen einer und nur einer natürlichen Spezies zuzuordnen. Das Ideal der substantiellen Krankheitseinheit orientierte sich jedenfalls immer an den formalen Eigenschaften dieses Vorbildes. Auch Feinstein hatte seine Bemühungen um eine klinische Taxonomie zunächst an diesem Vorbild ausgerichtet. Doch diese Bemühungen führten zu keinem befriedigenden Ergebnis, und zwar vor allem deswegen nicht, weil alle Klassifikationsversuche an dem Mangel litten, daß es zwischen den Bereichen der zu klassifizierenden Begriffe immer wieder Überschneidungen gab, die offenbar in keinem

Begriffssystem, das noch praktikabel sein sollte, zu vermeiden waren. Gerade solche Überschneidungen kommen aber in der botanischen oder zoologischen Taxonomie, die hier das Vorbild abgibt, nicht vor. Feinstein beschreibt im Vorwort seines Buches, wie er dennoch einen überraschenden Ausweg aus diesen Schwierigkeiten fand:

> "The problem was that every system of classification I had ever known in biology or in physical science was designed for mutually exclusive categories. A particular chemical element was sodium, potassium, or strontium, but not two of those, or all three. An animal might be either fish or fowl, not both. But a patient might have many different clinical properties simultaneously. I wanted to find mutually exclusive clinical categories for classifying patients, but I could not get the different categories separated. They all seemed to overlap, and I could find no consistent way to separate the overlap. – Just as I was about to fall asleep, I remembered the conversation a few months earlier about Boolean algebra and Venn diagrams. I suddenly saw a solution for the problem: I did not have to remove the overlap; I could preserve and classify it. Boolean algebra and Venn diagrams were a perfect intellectual mechanism for classifying overlap; they were an ideal way to distinguish multiple properties that could be present or absent, alone or in combination. – I returned to my desk, and, in less than half an hour, I completed construction of the classification system that had been so evasive. In broad outline, the system was applicable to any human disease, yet it made provision for the many clinical specificities distinctive to each individual disease. My old sense of mathematical esthetics was gratified, since the system represented the induction from particular observation to general formulation. More importantly, the system seemed clinically pertinent and valid."

Die hier zugrundeliegende Fragestellung schien zunächst also nur die eines Klassifikationsproblems zu sein. Und doch handelte es sich um mehr: Es mußte nämlich zunächst Klarheit darüber bestehen, von welchem kategorialen Typus die zu klassifizierenden Begriffe überhaupt sind. Die undiskutierte Voraussetzung war zunächst, daß es sich um Begriffe handelte, bei denen die ihnen zugeordneten Klassen immer nur leere Durchschnitte bilden können, gleichgültig, welche Paare von Klassen man wählt. Mit anderen Worten: wenn diese Voraussetzung gegeben ist, hat man es mit Elementen zu tun, von denen jedes einer, aber auch nur einer Klasse angehört. In einem solchen Fall kann man mit den zugehörigen Begriffen so umgehen, als handelte es sich um eine gewisse Art höherer, aber immer wohlunterschiedener Individuen. Auf eben diese Weise waren in der Tat die traditionellen Krankheitseinheiten konzipiert. Wenn es aber nun richtig ist, daß sich die Begriffe überschneiden, das heißt, daß die ihnen zugeordneten Klassen untereinander Durchschnitte bilden können, die nicht leer sind, dann lassen sich die Krankheitseinheiten nicht mehr wie wohlunterschiedene Entitäten behandeln. Damit hat man aber auf die entscheidende Voraussetzung des herkömmlichen Systems der Krankheitseinheiten verzichtet. Das Problem der Taxonomie hat es also hier nicht nur mit der Frage zu tun, wie gegebene Elemente in eine Ordnung gefügt werden können, die bestimmten Bedingungen genügen muß, sondern es stellt sich zuvor sogar noch die Frage, von welcher Struktur die zu ordnenden Elemente eigentlich sind. Die von Feinstein vorgeschlagene Lösung impliziert, daß das Problem, eine Diagnose zu stellen, schon aus prinzipiellen Gründen nicht immer eindeutig lösbar ist.

Nun war natürlich der Sachverhalt, der zu Feinsteins Vorschlag einer Lösung des taxonomischen Problems der Nosologie geführt hat, schon immer nicht nur bekannt, sondern die Praxis hat gerade hier ja auch immer ihre Schwierigkeiten gehabt. Denn die Schwierigkeiten, die sich bei der Diagnose individueller Krankheitszustände ergeben, resultieren ja gerade daraus, daß eine eindeutige Zuordnung zu einem Krankheitsbegriff oft nicht möglich ist. In manchen Krankheitsbereichen ist es eher die Ausnahme als die Regel, wenn einmal die klassische Ausprägung eines Krankheitsbildes, der sogenannte Lehrbuchfall, vorgestellt werden kann. Das Problem der Diagnose, verhältnismäßig einfach bei der klassischen, „lehrbuchmäßigen" Ausprägung einer Krankheit, konnte zu den größten Schwierigkeiten führen, wenn untypische Symptomen- und Beschwerdebilder diagnostiziert werden sollten. Hier bot sich dann ein Feld, auf dem sich ärztliche Intuition und Kombinationsgabe betätigen konnte, nicht obwohl, sondern gerade weil allgemeingültige Regeln für den Umgang mit atypischen Krankheitsbildern fehlten. Doch gerade die Bemühungen darum, in jedem Fall doch noch zu einer eindeutigen Zuordnung zu kommen, bieten einen Beweis dafür, daß das Leitbild der wohlunterschiedenen Krankheitseinheiten nicht in Frage gestellt wurde. Dank der neuen taxonomischen Einsichten wissen wir aber, daß jene Schwierigkeiten nicht selten nicht praktischer, sondern prinzipieller Natur waren und unter der Voraussetzung der Vorstellung von substantiellen Krankheitseinheiten auch nicht aufgelöst werden konnten.

Folgt man der Denkweise, wie sie Feinstein zu praktizieren sucht, kann man sich durchaus noch an den bisher üblichen Krankheitsnamen orientieren; die Begriffe haben dann aber einen anderen Sinn erhalten, wenn Überschneidungen normal und keine systemwidrigen Unvollkommenheiten mehr sind. Ein solches System kann freilich bei dem ungeheuer großen Kompliziertheitsgrad die Schwierigkeiten, die mit der Beurteilung eines Kranken verbunden sind, nur in ihrer Qualität ändern, aber ihrem Umfang nach kaum verringern. Ein großer Vorteil besteht aber darin, daß diagnostische Beurteilungen in diesem System nicht nur eine andere Struktur haben, sondern auch in weit höherem Maße begründbar und nachprüfbar sind, als das unter Voraussetzung des Systems der substantiellen Krankheitseinheiten der Fall war.

Mit den Vorschlägen Feinsteins ist natürlich vorerst nur ein Anfang gemacht. Die herkömmlichen Krankheitsbegriffe wurden zunächst beibehalten, modifiziert wurde jedoch ihr Status als Begriffe. Es bleibt abzuwarten, ob die Arbeit mit solchen oder ähnlichen Systemen zu Modifikationen zwingt, die manche Krankheitsbegriffe vielleicht ganz verschwinden lassen und andere Gesichtspunkte an ihre Stelle setzt, die für eine am Ziel optimaler therapeutischer Entscheidungen orientierte klinische Urteilsbildung vielleicht zweckmäßiger sind. Wie die weitere Entwicklung dieses Systems der nosologischen Begriffe auch aussehen wird, auf jeden Fall hat es den unbestreitbaren Vorzug, daß es einen freieren Umgang mit den eine konkrete Krankheit konstituierenden Komponenten gestattet, als dies dem an substantiellen Krankheitseinheiten orientierten System möglich war, das seiner Struktur nach immer nur ausschließende Alternativentscheidungen erlaubte und Abweichungen davon nur in der Gestalt von Ausnahmen duldete. Es ist nur eine Frage der Konvention, ob man die auf der Grundlage eines solchen Systems zu begründenden Krankenbeurteilungen noch als Diagnosen bezeichnen soll oder nicht. Es sind jedenfalls keine Diagnosen mehr, wenn man den Begriff der Diagnose so, wie es hier geschehen ist, mit der klassischen Vorstellung der Krankheitseinheiten verbindet.

Man hat schon immer gewußt, daß die Symptome mit einem Krankheitsbild nicht mit zwingender Notwendigkeit verbunden sind, sondern nur mit einer auf der Grundlage einer Statistik angebbaren Wahrscheinlichkeit. Da sich nun aber die so bestimmten Krankheitsbilder überschneiden, ist es möglich, ein Begriffssystem aufzubauen, welches von der Voraussetzung ausgeht, daß auch Krankheitsbilder selbst nur zu einem bestimmten Grad vorliegen. Daher ist die Zuweisung eines Krankheitsbildes zum Zustand eines individuellen Patienten eine Aufgabe, die nicht im Sinne einer ausschließenden Alternative gelöst zu werden braucht. Es sind Kombinationen und Übergangsformen möglich. Schon unter dieser Voraussetzung hat das Krankheitsbild nicht mehr die Struktur einer substantiellen Einheit, sondern es übt höchstens noch die Funktion eines Orientierungsgesichtspunktes aus. Sind Überschneidungen möglich, so bezeichnen die Krankheitsbegriffe jedenfalls keine unauflösbaren Elemente des krankhaften Geschehens mehr. Es ist dann nur noch eine Frage der Zweckmäßigkeit, ob man sein klinisches Urteil an diesem oder an einem anderen Begriffssystem orientiert. Wie könnte ein solches Beurteilungssystem, das nicht notwendig mit dem Begriff substantieller Krankheitseinheiten verbunden ist, eigentlich aussehen? Ist es möglich, auf pathologische Elemente, die hinter diesen Krankheitseinheiten stehen, zurückzugehen?

Man wird sich darüber klar sein müssen, daß logische oder grundlagentheoretische Analysen allein nicht bewirken können, daß man ein Begriffssystem aufgibt, auf das sich die Praxis eingespielt hat. Die Praxis weist ohnehin ein hohes Maß an Theorietoleranz auf; sie wird niemals auf ein perfektes Begriffssystem dringen, wenn nur das System, mit dem sie arbeitet, bestimmte Minimalbedingungen aufweist. Sind aber diese Minimalbedingungen bei dem System der substantiellen Krankheitseinheiten, an denen sich die Diagnose orientieren soll, noch erfüllt? Das ärztliche Handeln hat sich schon heute viel stärker von dieser Denkweise abgelöst, als dies in dem Kommunikationssystem, das sich auf dieses Handeln bezieht, deutlich wird. Schon heute haben die therapeutischen Möglichkeiten auf einigen Gebieten einen Differenzierungsgrad erreicht, der gezielte Eingriffe auch diesseits der Diagnosestellung ermöglicht. Diese Differenzierung erlaubt es, in die Funktionen und sogar in die Partialfunktionen einzelner Organsysteme in relativer Unabhängigkeit voneinander gezielt einzugreifen. Wenn bestimmte Funktionen gestört sind, dann ist es natürlich immer noch nicht sinnlos geworden, nach der Ursache eines Krankheitszustandes zu fragen. Doch manche Funktionsstörungen lassen sich auch unabhängig davon, im Rahmen welches Krankheitsbildes sie auftreten, optimal therapieren.

Das gilt längst nicht mehr nur unter den Bedingungen der Notfallmedizin. Beispielsweise kann man kardiale und respiratorische oder renale Insuffizienzerscheinungen in vielen Fällen auch schon dann gezielt behandeln, wenn die ätiologische Diagnostik noch nicht an das Ende ihrer Möglichkeiten gekommen ist. Ähnliches gilt für viele Spielarten der Substitutionstherapie, für die Schmerzbekämpfung, für die Behandlung von Zuständen, die mit vegetativer Übererregbarkeit verbunden sind. Die Diagnostik wird in allen solchen Fällen zweckmäßigerweise immer nur bis zu dem Punkt geführt, jenseits dessen keine Differenzierungen mehr zu erwarten sind, die noch die Entscheidung therapeutischer Alternativen ermöglichten. Dieser Punkt wird oft bereits weit diesseits der vollen Diagnose und der vollen ätiologischen Abklärung erreicht sein. Ohnehin ist die spezifische Ursache einer Erkrankung in vielen Fällen therapeutisch gar nicht mehr angreifbar. Überall dort, wo eine Ursache nur eine auslösende Bedeutung hat, wo sie einen pathologischen Prozeß nur einleitet, aber nicht unterhält und insofern gar nicht mehr angreifbar ist, überall dort hat sich der Arzt vornehmlich mit den so ausgelösten Störungen der einzelnen Funktionskreise des Organismus auseinanderzusetzen. Die Irreversibilität der wichtigsten biologischen Prozesse erlaubt es ohnehin gewöhnlich nicht, die Wirkung einer auslösenden Ursache einfach rückgängig zu machen. Dann verbleibt ohnehin nur die Möglichkeit, auf den gegebenen Zustand einzuwirken, wie immer er auch verursacht sein mag.

Es sind also auch die Differenzierungen im Bereich der therapeutischen Möglichkeiten, die eines Tages dazu zwingen könnten, das ärztliche Handeln auch explizit an ein Beurteilungssystem zu binden, das sich weniger an „vollen Krankheitsbildern", sondern an frei kombinierbaren Elementen, Faktoren oder Komponenten orientiert. In ein solches Beurteilungssystem können dann auch alle individuellen Faktoren, insbesondere auch alle Konstitutionsfaktoren, als echte Teilsysteme eingehen. Ein solches System würde die Möglichkeit eröffnen, die Frage nach dem im Einzelfall gebotenen ärztlichen Handeln im Sinne einer Optimierungsaufgabe zu behandeln, bei der die ärztlichen Handlungsschemata nicht immer und noch nicht einmal im Idealfall an eine zu diagnostizierende Krankheitseinheit gebunden sind. ,,An die Stelle der Entitäten tritt das Rechnen mit quasi-stationären Durchgängen, mit Parametern und Organlimits, wird das allzu rigide Schema von Gesundheit und Krankheit durch Bestimmung von Aberrationen innerhalb von Schwankungsbreiten und Stabilitätsgrenzen ersetzt" (Lüth [28] S. 183). Die Optimierung des ärztlichen Handelns würde unter solchen Umständen auch beinhalten, daß sich die Frage nach dem zweckmäßigsten Verhalten für jeden beliebigen Informationsstand beantworten lassen muß. Die Möglichkeit einer Antwort darf nicht davon abhängen, daß ein maximaler Informationsstand gegeben oder auch nur ein willkürlich festgesetzter Informationsstandard bereits erfüllt ist. Gleichwohl gehört zu jeder dieser Optimierungsaufgaben auch als Teilaufgabe die Feststellung, welche zusätzlichen Informationen bei einem gegebenen Informationsstand noch eingeholt werden müssen und auf welche Informationen verzichtet werden kann.

Nun sind wir heute natürlich noch weit von einem derartigen System der Faktoren und Komponenten entfernt. Immerhin arbeitet man bereits mit Krankheitsbegriffen, die eher als Faktorenkombination denn als Krankheitseinheit im alten Sinn verstanden werden können. Die bekannte spastische Komponente bei chronischer Emphysembronchitis gehört beispielsweise hierher. In einem ähnlichen Sinn kann man etwa im Bereich der Nierenerkrankungen die einzelnen Funktionen des Nephrons gedanklich voneinander isolieren und die Störungen jeder Partialfunktion getrennt beurteilen. Hierfür gibt die nephrotische Komponente ein Beispiel ab. In solchen Fällen hat man kaum mehr ein klassisches, volles Krankheitsbild als Typus vor Augen, von dem dann das konkrete Beschwerdebild mehr oder weniger stark abwiche. Was man vor Augen hat, sind vielmehr pathologische Elemente, die zumindest gedanklich gut isolierbar und mit anderen pathologischen Elementen kombinierbar sind.

Es hatte sich gezeigt: die Frage nach der Natur der pathologischen Grundfaktoren wird in dem Augenblick unabweisbar, in dem sich herausstellt, daß die traditionellen Krankheitseinheiten – schon deshalb, weil sie sich überschneiden können – nicht derartige Faktoren sind. Wie hat man sich aber derartige Faktoren vorzustellen? Man darf sich an den Ergebnissen der Genetik orientieren, wenn man eine wenigstens formale Analogie für das Verhältnis von Faktoren und Symptomen sucht. Wir wissen heute bekanntlich, daß die genetische Information durch die Basensequenz einer Nukleinsäurekette verkörpert wird. Es handelt sich immer um die Sequenz von Basen, von denen jeweils drei die Synthese der die Proteinverbindungen konstituierenden Aminosäuren zu kodieren vermögen. Nun besteht aber keine eindeutige Zuordnung zwischen den so bestimmbaren Erbfaktoren und den phänotypischen genetisch determinierten Eigenschaften eines Individuums. Es handelt sich vielmehr um zwei unterschiedliche Ordnungen mit höchst komplizierten und vielgestaltigen Interdependenzen: die Mehrzahl der phänotypischen Merkmale ist durch eine Mehrzahl von genetischen Faktoren bestimmt; umgekehrt determiniert jeder Faktor die Synthese eines spezifischen Proteins, das aber in der Regel an der Determination einer Mehrzahl von phänotypischen Eigenschaften beteiligt ist. Nun sind freilich die Erbfaktoren nicht nur analytisch erschlossene oder geforderte Hypothesen; vielmehr entspricht ihnen ein mit molekularbiologischen und biochemischen Methoden identifizierbares Substrat. Dagegen wissen wir noch nicht, welcher Art die Substrate sind, denen wir vielleicht einmal die nosologischen Faktoren werden zuordnen können.

Bei der Aufgabe der Neustrukturierung des Systems der Krankheitsbegriffe beginnt das Vorbild der vor allem in der modernen Psychologie mit Erfolg verwendeten Methoden der Korrelationsforschung, insbesondere der Faktorenanalyse [38, 39], die Medizin zu beeinflussen. Bei der Faktorenanalyse geht es darum, eine Vielzahl von meßbaren oder beobachtbaren Variablen durch die Annahme von bestimmten Komponenten, den sogenannten Faktoren, zu erklären. Diese Faktoren bleiben zunächst einmal Gebilde vom Status einer Hypothese, die man als solche nicht notwendig messen oder beobachten können muß. Wie bei jeder wissenschaftlichen Erklärung ist man auch hier darauf ausgerichtet, die Vielfalt der Erscheinungen auf eine möglichst kleine Zahl von erklärenden Hypothesen zurückzuführen.

Nun sind wir freilich noch weit davon entfernt, den einzelnen Krankheitsfall auf der Basis der Faktorenvorstellung deuten zu können. Hier muß zunächst noch ein beträchtliches Maß an Grundlagenforschung geleistet werden. Sie hätte die Faktoren namhaft zu machen, die geeignet sind, eine Grundlage für die Beurteilung individueller Krankheitszustände abzugeben. Zugleich hätte sie zu zeigen, auf welche Weise diese Faktoren im jeweiligen individuellen Fall bestimmt werden können. Ein Anfang in dieser Hinsicht wurde im deutschen Sprachbereich mit der 1964 erschienenen Untersuchung von Bochnik und Legewie [5] gemacht. Dieses Buch hat freilich zugleich auch die großen prinzipiellen und methodischen Schwierigkeiten vor Augen gestellt, die mit der Aufgabe verbunden sind, das System der Krankheitsbegriffe mit Hilfe der Mittel der modernen Statistik neu zu strukturieren. Das ist eine Aufgabe, die nicht bereits mit der Erarbeitung von Symptom-Krankheitsmatrizen gelöst ist. Denn auch derartige Matrizen bleiben zunächst noch am Ideal der Krankheitseinheit orientiert: es geht darum, Krankheitseinheiten mit Hilfe statistischer Methoden schärfer zu definieren, aber nicht darum, Krankheitseinheiten in pathologische Faktoren zu analysieren.

Man darf daher an dieser Stelle nicht danach fragen, welcher Art die Faktoren sind, mit denen einmal in der angezeigten Weise gearbeitet werden soll. Denn diese Faktoren werden nicht vorausgesetzt, sondern sie sollen durch die Analyse erst gefunden werden. Auch die Unterscheidung der Intelligenzfaktoren – der erste große Erfolg dieser Methoden in der Psychologie – war nicht eine Voraussetzung der Intelligenzforschung, sondern eines ihrer Ergebnisse. In der Medizin bleibt daneben zu berücksichtigen, daß die Auswahl der für die Beurteilung von Krankheitsfällen maßgeblichen Faktorensysteme nicht unabhängig von den Möglichkeiten, diese Faktoren therapeutisch anzugehen, getroffen werden wird. Schon das heutige medizinische Begriffssystem verfügt bekanntlich über therapiebezogene nosologische Begriffe. Klassifizierungen etwa von der Art der „digitalisrefraktären Tachykardie" mögen von einem theoretisch-naturwissenschaftlichen Standpunkt aus fragwürdig sein, in einer an praktischen Bedürfnissen orientierten und deshalb der Medizin adäquaten Systematik sind sie vollkommen legitim. Ähnlich liegt der Fall, wenn man in der Psychiatrie versucht, Klassifikationen von Krankheitszuständen an Hand von Psychopharmaka vorzunehmen, die sich zur Behebung des jeweiligen Beschwerdezustandes als die wirkungsvollsten erwiesen haben. Wenn die Anzeichen nicht trügen, werden die Beurteilungsgesichtspunkte einer künftigen Medizin in weit höherem Maße an möglicher Therapie orientiert sein, als das bei unseren herkömmlichen Krankheitseinheiten der Fall ist.

In einem solchen Faktorensystem würde keine Notwendigkeit mehr bestehen, jeden individuellen Krankheitszustand eindeutig unter eine feste Krankheitseinheit zu subsumieren. Eine Diagnose im engeren Sinne des Wortes würde dann nicht mehr gestellt. Die Krankenbeurteilung wäre freilich nicht leichter, sondern schwieriger, aber auch in einem höheren Grade nachprüfbar geworden, wenn sich das jeweilige individuelle Krankheitsbild eines Patienten als Linearkombination auf der Basis von Faktoren wird darstellen lassen. Auf diese Weise würde man dem Diktat der substantiellen Krankheitseinheiten entgehen können, und es bestünde nicht mehr die Notwendigkeit, Diagnosen zu stellen, die wegen der Randunschärfe der alten Krankheitsbegriffe ohnehin niemals den Grad von Sicherheit erreichen können, den sie zu haben beanspruchen. Es versteht sich, daß in einer so orientierten Medizin dennoch nicht alle klassischen Krankheitsbilder verabschiedet zu werden brauchen. Bei einer Reihe von morbiden Zuständen, vor allem bei bestimmten Infektionen und Neoplasien wird die alte Krankheitseinheit durchaus ein nützliches begriffliches Hilfsmittel sein können. Nur stehen solche Krankheitsbilder dann am Ende einer Skala, deren anderes Ende durch solche funktionellen Störungen besetzt ist, bei denen unter Voraussetzung des heutigen Systems die Zuordnung eines definierten Krankheitsbildes schwierig, wenn nicht unmöglich ist, es sei denn, man wäre bereit, inhaltsarme Formulierungen von der Art der ,,vegetativen Dystonie" als Bezeichnung einer definierten Krankheitseinheit zu akzeptieren. In Wirklichkeit hat aber unser System jederzeit immer solcher Verlegenheitsbegriffe bedurft, um derartige Störungen, die man heute als funktionelle Störungen zu bezeichnen pflegt, wenigstens etikettieren zu können, auch wenn man ihnen im Rahmen des Systems nicht gerecht werden kann.

Im Zusammenhang dieses Abschnittes verdient noch ein ganz anderer Versuch Erwähnung, dem klassischen Diagnosensystem ein anders strukturiertes und auf Diagnosen weitgehend verzichtendes System ärztlicher Beurteilung an die Seite zu stellen. Ich denke dabei an das methodologisch orientierte System, das von R. Braun [6] speziell für die Bedürfnisse der Allgemeinpraxis aufgestellt worden ist. Es ist dies ein in Hinblick sowohl auf Voraussetzungen als auch auf Konsequenzen theoretisch außerordentlich gut durchdachtes und klares System, wie es im Bereich der Medizin nicht gerade häufig ist. Seine Orientierung an den Bedürfnissen der Praxis spiegelt sich schon in der Benennung: Braun spricht nicht zufällig von „*berufstheoretischen*" Begriffen. Er will mit dem System dieser Begriffe der Erfahrung des Praktikers gerecht werden, für den die kunstgerechte Diagnose in der Allgemeinpraxis die Ausnahme ist. Denn die Arbeit des Allgemeinpraktikers ist in der Mehrzahl der Fälle an Beurteilungsgesichtspunkten orientiert, die diesseits der wissenschaftlich definierten klassischen Krankheitseinheiten liegen. So bildet Braun eine Klimax von Klassifizierungsmöglichkeiten, in der die Diagnose nur eine, nämlich die oberste von mehreren Möglichkeiten darstellt. Diese Möglichkeit wird nun aber in der Allgemeinpraxis nur selten realisiert; in den meisten Fällen orientiert sich dort die Beurteilung an Hand einer Klassifikation im Blick auf Symptome, Symptomgruppen oder Dominanzen. Für den behandelnden Arzt ist die Diagnose, die er mit seinen Mitteln ohnehin nur selten würde stringent begründen können, weniger wichtig als die Entscheidung, ob ein „abwendbar gefährlicher Verlauf" zu befürchten ist oder ob ein „abwartendes Offenlassen" gerechtfertigt ist. Die meisten Beratungsanlässe sind in der Tat von der Art, daß sie sich durch abwartendes Offenlassen von selbst erledigen. Die Ebene der Diagnose wird in solchen Fällen natürlich gar nicht erreicht.

Das Braunsche System will keine neue Behandlungsmethode begründen. Es erhebt nicht den Anspruch, die Arbeit des Praktikers wesentlich zu ändern. Es will nur adäquatere Begriffe für das anbieten, was der Praktiker schon immer tut, gleichgültig, an Hand welcher Leitvorstellung er sein Handeln dann rechtfertigt und darstellbar macht. Denn Braun geht mit Recht davon aus, daß sich der Praktiker in einem Selbstmißverständnis befindet, wenn er als Ergebnis jeder Beratung eine Diagnose stellen zu können glaubt. Er mag zwar einen der Diagnosebegriffe verwenden, aber er hat eine Diagnose doch nicht gestellt, weil er nämlich das, was allenfalls eine Vermutung sein kann, in der äußerst kurzen ihm zur Verfügung stehenden Zeit nicht zu begründen vermag. Was er leisten kann, und was für seine Bedürfnisse ausreichend ist, sind Klassifizierungen, die sich an anderen Leitbegriffen orientieren.

Brauns Begriffssystem hat das Verdienst, dem Praktiker einen Leitfaden bieten zu können, der den in seiner Arbeit fällig werdenden Entscheidungen und Beurteilungen besser entspricht als das System der wissenschaftlich definierten Krankheitseinheiten. Dieses System will Braun der Klinik reserviert wissen. Gleichwohl bildet es den Hintergrund seines eigenen, für die Allgemeinpraxis bestimmten Systems. Denn Braun zieht nicht in Zweifel, daß eine eindeutige Zuordnung zu einer Krankheitseinheit bei jedem Beratungsfall prinzipiell wenigstens immer möglich sein müßte. Daher bleibt das System dieser Krankheitseinheiten im Grundsatz unangetastet. Das berufstheoretische Begriffssystem bewegt sich im Verhältnis dazu gleichsam im Vorfeld, indem es versucht, Beurteilungsgesichtspunkte einer Praxis zur Verfügung zu stellen, die für ihre Zwecke des Rückgriffs auf wissenschaftlich definierte Krankheitsbegriffe gar nicht in jedem einzelnen Fall bedarf. Doch Brauns Versuch, die Diagnose, und nur sie, auf einen wissenschaftlich definierten Krankheitsbegriff zu beziehen, führt zu einem Mißverständnis, weil nicht einzusehen ist, warum die herkömmlichen Krankheitsbegriffe eine Vorrangstellung einnehmen sollen. Auch das berufstheoretische Begriffssystem ist ein System von Krankheitsbegriffen; niemand wird den Braunschen Begriffen ihre Eigenschaft, wissenschaftlich definiert zu sein, absprechen wollen. Es besteht kein Anlaß, ein historisch gewordenes, im wesentlichen an pathologischer Anatomie und Pathophysiologie orientiertes System unberührt stehen zu lassen, auch dann nicht, wenn dieses System sich in einer langen, jetzt vielleicht zu Ende gehenden Epoche der Medizin als ungemein fruchtbar erwiesen hat. Zwar steht die Klinik nicht vor den Problemen, vor denen die Allgemeinpraxis steht. Trotzdem weisen ihre Schwierigkeiten im Umgang mit den Krankheitsbegriffen mehr Analogien auf, als dies von Braun in Rechnung gestellt wird. Denn auch die Klinik orientiert sich immer an den Möglichkeiten des ärztlichen Handelns. Das stark theoretisch bestimmte System der abgrenzbaren Krankheitseinheiten ist zwar durch vielerlei Modifikationen dazu gebracht worden, auch heute noch ein passables Orientierungssystem für ärztliche Entscheidungen abzugeben. Aber auch der Kliniker muß oft diesseits der Diagnose oder an der Diagnose vorbei handeln, wenn er dem ärztlichen Auftrag gerecht werden will.

Das Braunsche System hat jedenfalls einen Anfang damit gemacht, für jenen Teil der ärztlichen Allgemeinpraxis, der sich in einem Bereich diesseits der Diagnose abspielt, verläßliche Orientierungsmarken zu setzen. Sie könnten ein Vorbild für ein Orientierungssystem sein, das auch der Kliniker ebenso wie der Allgemeinpraktiker im Blick auf sein Handeln nötig hat, wenn ihm eine Diagnose nicht oder noch nicht zur Verfügung steht, oder wenn auch die Diagnose das im Einzelfall zweckmäßigste Handeln nicht hinreichend genau bestimmt. Das System des Klinikers wird sich vom System des Allgemeinpraktikers vielleicht gar nicht so sehr in seinen Fundamentalkategorien unterscheiden müssen, sondern nur darin, daß der Kliniker in einem viel weiteren Umfang, als dies dem Allgemeinpraktiker möglich sein wird, von den Hilfsmitteln der Datenverarbeitung Gebrauch machen kann und muß.

Es ist nicht die Aufgabe einer grundlagentheoretischen Überlegung, spezielle Prognosen zu stellen. Sie hat es immer nur mit gegenwärtigen Schwierigkeiten und Problemen zu tun. Der Grundlagentheoretiker kann weder dem Empiriker noch dem Praktiker auch nur ein kleines Stück seiner Arbeit abnehmen. Er kann immer nur versuchen, die Begriffe in Ordnung zu halten und, wenn nötig, erst in Ordnung zu bringen, mit deren Hilfe sowohl Empiriker als auch Praktiker das, was sie tun, darstellen und begründen. In diesem Sinne sollte in diesem Kapitel gezeigt werden, daß wir uns heute aller Wahrscheinlichkeit nach auf tiefgreifende Änderungen an den Systemen gefaßt machen müssen, in denen die Medizin Informationen gewinnt, verarbeitet, speichert und schließlich für das ärztliche Handeln fruchtbar macht. So ist es wahrscheinlich, daß die an einer Krankheitseinheit orientierte Diagnose ihre zentrale Stellung im System des ärztlichen Denkens und Handelns auf die Dauer nicht wird behaupten können, sondern sie zugunsten anderer differenzierterer, vielleicht auch abstrakterer, aber nichtsdestoweniger praxisnäherer ärztlicher Beurteilungssysteme wird räumen müssen.

Was bleibt bei solchen Veränderungen? Es bleibt die Mehrzahl jener Grundstrukturen, die im zweiten Kapitel betrachtet worden sind. Die Medizin wird immer eine praktische Wissenschaft sein, die es mit individuellen Patienten zu tun hat. Sie wird sich immer darüber Rechenschaft geben müssen, wie sie unter den jeweiligen Bedingungen ihrer Zeit den Zweck ihres Handelns konkret bestimmen will, wie sie den allgemeinen ärztlichen Auftrag unter den Bedürfnissen, Wünschen, Hoffnungen und Vorurteilen ihrer jeweiligen Gegenwart konkretisiert. Sie wird immer darauf aus sein müssen, daß ihr ein Begriffssystem zur Verfügung steht, mit dessen Hilfe sie ihr Handeln sowohl darstellen als auch begründen und rechtfertigen kann. Vor allem aber wird sie jeden individuellen Fall stets nach allgemeinen Kriterien und Gesichtspunkten beurteilen, das heißt ihn unter Allgemeinbegriffe subsumieren, und sie wird diese Subsumption begründen können müssen, wenn ihr Handeln vernünftiges Handeln sein soll. Diese Strukturen sind invariant, so sehr sich auch die Begriffssysteme infolge der Wandlungen im Bereich der wissenschaftlichen Erkenntnis und im Bereich der Handlungsmöglichkeiten selbst wandeln werden.

Viertes Kapitel: Krankheitsgeschehen und Kausalzusammenhang

A. Probleme des Kausalbegriffs

Die Erörterung von Kausalitätsproblemen wird in unserem Zusammenhang durch zwei Gründe nahegelegt. Einmal sind dem klassischen Krankheitsbegriff immer auch kausale Erklärungsleistungen abverlangt worden. Die Beziehung zwischen Explanans und Explanandum in der ärztlichen Erklärung wurde gern im Sinne einer Kausalbeziehung verstanden. Dies hängt damit zusammen, daß es gerade die ätiologisch zentrierte Krankheitseinheit war, die das Leitbild für den idealen Krankheitsbegriff abgegeben hatte. So war im Idealfall in der Diagnose mit der Krankheitseinheit auch jene Größe bezeichnet, die als Ursache für das Auftreten der einzelnen Symptome verantwortlich zu machen war. Nach diesem Verständnis sind die Symptome Wirkungen der den Patienten befallenden Krankheit. Das schließt natürlich nicht aus, daß auch nach der Ursache dieser Ursache, nämlich nach der Ursache der konkreten Krankheit gefragt werden konnte.

Die Kausalitätsproblematik ergibt sich daneben auch im Bereich der Therapie. Es ist ein ärztlicher Gemeinplatz, daß die Therapie immer die Ursache einer Erkrankung auszuschalten hat. Nur wenn diese kausale Therapie aus prinzipiellen, in der Individualität des Patienten liegenden Gründen unmöglich ist, läßt man die Ursache der Krankheit auf sich beruhen und richtet seine Therapie lediglich an den Symptomen aus. Symptomatische Therapie gilt daher nur als eine Notlösung; es gilt sogar als Kunstfehler, wenn man sich auch dort auf sie beschränkt, wo kausales Vorgehen möglich wäre. Hier handelt es sich um eine Forderung, die weit über die Grenzen der Medizin hinaus ins allgemeine Bewußtsein eingegangen ist.

Das Postulat vom Vorrang der kausalen vor der symptomatischen Therapie hat ohne Zweifel seinen rationalen Kern, der auch durch künftige medizinische Begriffssysteme schwerlich aufgeweicht werden dürfte. Doch gerade dann kommt es darauf an, die Grenzen zu erkennen, die einem derartigen Postulat gezogen sind. Es ist ein Postulat, das der Modifikation bedarf, sobald man beginnt, den Kausalbegriff zu analysieren und ihn nicht mehr unreflektiert in seiner naiven Gestalt zugrundelegt. Als grobes Unterscheidungskriterium hat die Entgegensetzung von kausaler und symptomatischer Therapie zweifellos eine nützliche Funktion im ärztlichen Handeln. Doch sobald es um Prinzipienfragen geht, kommt man mit diesem Begriffspaar in Schwierigkeiten, spätestens dann nämlich, wenn man gewahr wird, daß man so gut wie nie von „der" Ursache eines Krankheitszustandes sprechen kann, weil man es nämlich immer mit vielgliedrigen Ursachenketten und Ursachenbündeln zu tun hat.

In der modernen Wissenschaftstheorie nehmen Kausalitätsfragen keine so zentrale Stellung mehr ein wie in vielen Denksystemen vergangener Zeit. Es zeigt sich nämlich die Tendenz, den Kausalbegriff überall dort nicht mehr zur Erklärung von Geschehnissen und Sachverhalten zu bemühen, wo es möglich ist, auch ohne ausdrückliche Einführung seiner einen logischen Erklärungszusammenhang zustande zu bringen. Da die Tendenz besteht, Erklärungen so weit wie möglich in Gestalt logischer Ableitungsbeziehungen zu geben, kann die Kausalität leicht als ein metaphysisches Residuum erscheinen, in dessen Bereich alles das verbleibt, was sich einer Logifizierung bisher noch entzieht. Doch das sind Dinge, zu denen eine auf die Medizin bezogene grundlagentheoretische Erörterung nicht notwendig Stellung nehmen muß. Sie hat das Recht, sich ihre Begriffe im Blick auf ihre praktischen Erfordernisse auszuwählen und zu formen. Nur sollte sie immer darauf achten, daß Situationen eintreten können, in denen eine Begrifflichkeit, die sich bisher bewährt hatte, der Beantwortung neu aufkommender Fragen nicht nur nicht nützt, sondern ihr geradezu im Weg steht. Es mag also durchaus sein, daß der Kausalbegriff nur eine Art Kürzel ist, hinter dem sich kompliziertere und differenziertere Strukturen verbergen. Der Medizin kann aber nicht verwehrt werden, mit solchen Kürzeln zu arbeiten. Wieweit sie ihre Grundbegriffe differenziert, hängt allein von praktischen Gesichtspunkten ab. Einer über gewisse Grenzen hinaus betriebenen Analyse von Grundbegriffen bedarf sie nicht – ebensowenig wie etwa die Biochemie ständig auf die quantentheoretischen Grundlagen der Chemie zurückgreifen muß, wenn sie ihre Probleme stellt und löst. Natürlich bestehen hier bestimmte fundamentale Begründungsrelationen. Doch die Tatsache, daß die Grundlagen der Chemie wenigstens prinzipiell durch die Atomphysik bereitgestellt werden, hindert die Chemie nicht daran, zur Lösung und Formulierung ihrer Probleme eine eigene Begrifflichkeit und eine eigene Methodik zu entwickeln. Ein anschauliches Beispiel bietet auch die Ökonomie: Zwar lassen sich ökonomisch relevante Ereignisse immer auf menschliche Handlungen zurückführen. Die Begriffe, mit deren Hilfe wirtschaftliches Geschehen erforscht und beurteilt wird, sind aber kategorial verschieden von den Begriffen, die der Erforschung und Beurteilung des individuellen menschlichen Handelns adäquat sind. Erst recht wird man also, wenn man Grundbegriffe der Medizin analysiert, sich zunächst immer an den praktischen Problemen zu orientieren haben, deren Lösung mit Hilfe dieser Begrifflichkeit verstehbar und begründbar gemacht werden soll.

Der Kausalbegrifflichkeit bedarf die Medizin schon deswegen, weil sie eine praktische Disziplin ist. Das menschliche Handeln, durch das bestimmte Veränderungen in der Umwelt hervorgebracht werden können, gibt ohnehin das Grundmodell für den Kausalbegriff ab. Es ist von daher verständlich, daß man überall dort, wo es – wie in den exakten Wissenschaften – darauf ankommt, den Begriffsapparat der Wissenschaft von anthropomorphen Elementen zu reinigen, auch den Begriff der Kausalität so formal wie möglich faßt, um nicht die Vorstellung eines aktiv Handelnden und Bewirkenden der Vorstellung eines passiv Bewirkten gegenüberstellen zu müssen. So ist die Tendenz zur Logifizierung gerade beim Kausalbegriff unmittelbar verständlich. Eine praktische Disziplin wie die Medizin braucht aber die anthropomorphen Elemente im Kausalbegriff dort nicht zu fürchten, wo es gerade das Ziel ist, bestimmte menschliche Handlungen zu begreifen und zu begründen. Denn dort, wo gehandelt wird, hat man es gerade mit der Grundsituation zu tun, auf die sich die Kausalvorstellung ursprünglich bezieht. Es ist daher verständlich, daß der Kausalbegriff in der Medizin in seiner Tragweite weniger angefochten ist als in anderen Wissenschaften. Gerade deshalb muß sie sich aber auch davor hüten, diesen handlungsbezogenen Kausalbegriff auch dort anzuwenden, wo die Beziehung zum Handeln höchstens mittelbar gegeben ist. Hier besteht dann immer die Gefahr, daß sie mit einer zu einfach strukturierten Kausalvorstellung arbeitet.

Dazu kommt, daß das Kausalbedürfnis des Menschen ein Faktum ist, das man gerade in der ärztlichen Praxis hinnehmen muß. Auch jede Präzisierung und Differenzierung von Kausalbegriffen, jede Kritik am Kausalbegriff muß dieses Faktum im Auge behalten. In der täglichen Lebenspraxis steht es keinem

Menschen frei, ob er kausal denken will oder nicht; bei ihm steht nur, in welcher Weise er dies tut und welchen Grad von methodischer Bewußtheit er dabei erreichen will. Weil nun aber das Kausalitätsbedürfnis jedem denkenden Menschen vorgegeben ist, besteht immer die Gefahr, daß man sich mit Scheinlösungen zufrieden gibt. Andererseits schlägt das legitime Kausalitätsbedürfnis manchmal auch in einen Kausalwahn um, wenn man sich nicht vergegenwärtigt, daß Kausalfragen schon aus prinzipiellen Gründen niemals endgültige und unüberholbare, sondern immer nur vorläufige Antworten finden können.

Wie läßt sich aber der Kausalitätsbegriff für die Bedürfnisse der Medizin akzentuieren, wenn es hier darum geht, Ursachen von Krankheitszuständen aufzuspüren, um durch eine therapeutische Einwirkung auf sie die Krankheitszustände beseitigen und modifizieren zu können? Man wird die Fortschritte in der Medizin, die durch konsequente Behandlung der Ursachenfrage ermöglicht worden sind, nicht wegdiskutieren wollen. Nur darf man nicht übersehen, daß man überall dort, wo man Kausalanalysen vornimmt, mit Idealisierungen arbeitet, denen sich die Wirklichkeit höchstens annähern kann. Eine solche Idealisierung liegt schon vor, wenn man, mit Hilfe des bestimmten Artikels, von *der* Ursache eines Zustandes oder eines Geschehens spricht. Hier ist der Kausalbegriff im Sinne der *Unikausalität* verwendet; es handelt sich dabei um die einfachste und am weitesten verbreitete Gestalt des Kausalverständnisses. Hier geht man davon aus, daß man für ein Ereignis genau ein anderes Ereignis als Ursache finden kann; umgekehrt entspricht einer Ursache auch immer genau eine Wirkung. Dies ist ein Kausalbegriff, der seinem Ursprung in der Struktur des menschlichen Handelns noch sehr nahe steht. Es ist der Ursachenbegriff, den wir auch vor aller Reflexion im alltäglichen Weltverständnis voraussetzen, wenn wir irgendein Ereignis auf das Handeln und den Willensentschluß eines Menschen zurückführen. Fragen der Zurechnung, der Verantwortung und der Vorwerfbarkeit lassen sich schon an Hand dieses Kausalbegriffs diskutieren. Es schadet dabei nicht, daß auch beim bewußten und willentlichen menschlichen Handeln Inkongruenzen zwischen Ursache und Wirkung auftreten können. Es genügt, daß man sich an dem Idealfall wenigstens orientieren kann, der dadurch gekennzeichnet ist, daß dem Handlungsentwurf der Willensintention das realisierte Ereignis genau kongruiert. Es gibt einen weiten Bereich der menschlichen Lebenspraxis, in dem man alles, was nicht in dieses Schema paßt, als unwesentlich ausklammern kann.

Doch selbst innerhalb des Bereichs bewußter menschlicher Planung, vor allem aber außerhalb seiner im Bereich des natürlichen Geschehens, ergeben sich Schwierigkeiten, wenn man von jener Idealisierung absieht und berücksichtigt, daß man zu jedem Ereignis nicht nur eine, sondern mehrere ursächliche Bedingungen angeben kann, daß sich umgekehrt aber auch jedem ursächlichen Ereignis immer mehrere Wirkungen zuordnen lassen. Dazu kommt, daß man jede Ursache selbst wieder als Wirkung einer hinter ihr stehenden, entfernteren Ursache betrachten kann und so fort. Das Entsprechende gilt natürlich, wenn man in der anderen Richtung jede Wirkung wieder als Ursache entfernterer Wirkungen betrachtet.

Verfolgen wir zunächst einmal nur die zweite dieser Möglichkeiten, so gelangen wir zum Schema der *Kausalkette.* Auch das ist eine Idealisierung; bei ihr bilden aber Ursache und Wirkung kein Begriffspaar, das eindeutig bestimmten Ereignispaaren zugeordnet werden müßte. Wenn sich nämlich jede Ursache ihrerseits wieder als Wirkung weiter zurückliegender Ursachen betrachten läßt, dann übt das Begriffspaar Ursache-Wirkung eine Art Rasterfunktion aus: Wenn man dieses Begriffspaar über der Wirklichkeit gleichsam verschiebt, wird man durch die

Wirklichkeit Kausallinien legen und verfolgen können. Es ist eine alte Frage der Naturphilosophie, ob diese Kausalketten ein letztes Glied haben, oder ob man, wenn man eine Kausalkette zurückverfolgt, zu einer ersten Ursache kommt, die selbst nicht wieder als Wirkung verstanden werden kann. Die weitverzweigte Diskussion über die Frage dürfen wir hier jedoch auf sich beruhen lassen; für Kausalprobleme von der Art, wie sie im Umkreis der Medizin auftauchen, ist die Frage nach der Existenz von äußersten und letzten Ursachen irrelevant. Es ist unwichtig, ob es prinzipiell möglich ist, an einen Endpunkt zu kommen, wenn man die Kausalkette zurückverfolgt; es genügt, daß es jedenfalls praktisch unmöglich ist, an ein Ende zu kommen.

Das ärztliche Denken und Handeln orientiert sich im Hinblick auf Kausalfragen auch heute noch häufig an der durch das Schema der Kausalkette repräsentierten Idealisierungsstufe, wenn nach der Ursache einer Krankheit gefragt wird oder wenn man durch therapeutisches Handeln in eine bestimmte Kausalkette eingreifen will. Schon auf dieser Idealisierungsstufe ist es aber nicht leicht, allgemeingültig zu sagen, an welchem Glied dieser Kette der Eingriff ansetzen soll. An der Schwierigkeit, diese Frage zu beantworten, wird deutlich, daß es sich beim Schema der Kausalkette in der Tat um einen Idealisierungsgrad handelt, der von vielen Realstrukturen bereits abgesehen hat, von denen man nicht absehen kann, wenn man auf optimale Weise Medizin betreiben will. Man muß also lernen, mit solchen Idealisierungen in adäquater Weise umzugehen. Im Bereich der Medizin ist jedenfalls das Schema der Kausalkette als Orientierungsmittel allenfalls dann geeignet, wenn es darum geht, Kausalzusammenhänge zum Zwecke eines sehr allgemeinen und nur auf grobe Umrisse gehenden Überblicks zu skizzieren.

Dies ist aber nicht zuletzt dann der Fall, wenn der Patient über das Wesen seiner Beschwerden aufgeklärt werden soll.

Denn er hat nicht nur ein Interesse an der Diagnose, sondern zugleich auch an der Kausalfrage. Er erwartet vom Arzt nicht nur eine Beseitigung seiner Beschwerden, sondern er will auch Auskunft über deren Ursachen haben. Oft macht der Patient dem Arzt von sich aus das Angebot einer Kausalerklärung, deren Bestätigung oder Verwerfung durch den Arzt er erhofft oder auch befürchtet. Dieses Kausalitätsbedürfnis ist zu eng mit der menschlichen Natur verbunden, als daß es der Arzt nicht ernstnehmen und berücksichtigen müßte. Es ist ein Kausalitätsbedürfnis, das dem Typus nach nicht wissenschaftlich, sondern eher forensisch orientiert ist: es ist befriedigt, wenn der Urheber eines Ereignisses oder einer Tat identifiziert worden ist.

Man mag mit Recht auf die engen Grenzen des unikausalen Modells hinweisen, wie es in der Vorstellung der unverzweigten Kausalkette greifbar wird, – man sollte aber nicht übersehen, daß dieses Modell lange Zeit nicht ohne Erfolg in der Medizin angewendet wurde. Auch hier waren es wieder die Infektionskrankheiten, deren Wirkungsmechanismen, soweit sie im vergangenen Jahrhundert erforscht wurden, einen der in der Medizin verwendeten Fundamentalbegriffe geprägt hatten mit dem Anspruch und der Hoffnung, damit für den gesamten Bereich der Medizin ein Vorbild abzugeben. Hier schien einmal von der Entdeckung der Wirkungsweise der Mikroorganismen an eine zeitlang das unikausale Modell die adäquate Orientierung für die Erörterung von Verursachungsfragen abzugeben. Spätestens mit den ersten Ergebnissen der Immunologie zeigte sich, daß dieses Modell noch nicht einmal im Bereich der Infektionskrankheiten anwendbar war. Heute wird niemand mehr das unikausale Modell in der Nosologie ausdrücklich verteidigen wollen. Die Vorstellung von der *multifaktoriellen Verursachung* der Krankheitszustände ist, wie es scheint, allgemein akzeptiert. Doch eine prinzipielle Zustimmung zu dieser Vorstellung bedeutet noch nicht, daß sich auch die Denkweise bereits auf diese Vorstellung umgestellt hätte. So beeinflußt das unikausale Modell das Denken des Arztes oft stärker, als er dies weiß und wahrhaben will. Die Schwierigkeiten, die sich vor allem in der sozialmedizinischen Gutachterpraxis im Zusammenhang mit dem multifaktoriellen Modell ergeben, beweisen, daß die begrifflichen Hilfsmittel, die uns in diesem Bereich zur Verfügung stehen, noch entwicklungsfähig sind.

Wir haben es also immer mit Zuständen und Ereignissen zu tun, für die nicht nur eine ursächliche Bedingung verantwortlich ist. Was geschieht nun aber mit dem Kausalbegriff, wenn man mit der Vorstellung der multifaktoriellen Genese alles pathologischen Geschehens ernst macht? Der naive Kausalbegriff, der noch dem Schema der Kausalkette zugrunde gelegen hatte, wird nämlich dann nicht nur differenziert, sondern auch in seinem Sinngehalt verändert. Hinter der Kausalkette stand ja noch die Erfahrung des bewußten und willentlichen Handelns, das durch den Willensentschluß als Ursache eine bestimmte Intention als Wirkung zu realisieren unternimmt. Bei der multifaktoriellen Verursachung trägt aber diese Erfahrungsgrundlage nicht mehr. Eine Ursache, die nur zusammen mit anderen Ursachen eine bestimmte Wirkung zustandebringt, ist nicht nur numerisch, sondern auch ihrer Struktur nach etwas ganz anderes als eine Ursache, die am Modell der unverzweigten Kausalkette orientiert ist. Die Schwierigkeiten, die die Philosophie von jeher mit dem Kausalbegriff gehabt hat, rühren zu einem maßgeblichen Teil von der Notwendigkeit her, auch polyätiologischem Geschehen außerhalb des menschlichen Selbstverständnisses gerecht werden zu müssen. Es sind Schwierigkeiten, die mitunter sogar dazu geführt haben, daß man auf die Anwendung des Kausalbegriffs überhaupt verzichtete, weil man glaubte, die sonst dem Kausalbegriff abverlangten Erklärungen auf andere Weise leichter und überzeugender erbringen zu können. – Es ist nicht erforderlich, an dieser Stelle alle Kausaltheorien zu inspizieren, die zu irgendeiner Zeit einmal vorgeschlagen und diskutiert worden sind. Es genügt im Zusammenhang unserer Überlegungen, einige Differenzierungen zu betrachten, denen der Kausalbegriff unterzogen worden ist.

Man erweitert das strikt unikausal ausgerichtete Modell, wenn man von der Voraussetzung absieht, daß Ursachen und Wirkungen in eineindeutigen Beziehungen zueinander stehen müssen. Man kann dann in einem *modifizierten unikausalen Modell* sowohl zulassen, daß eine Ursache mehreren Wirkungen, als auch, daß eine Wirkung mehreren Ursachen zugeordnet ist; natürlich lassen sich diese beiden Möglichkeiten auch miteinander kombinieren. Damit stellt sich das Problem, unter der Vielzahl der Elemente, die man auf diese Weise gewinnt, eine Ordnung herzustellen. Eine Ordnung, die auf das unikausale Modell wenigstens als Leitvorstellung noch nicht ganz verzichten will, wird versuchen, in jedem Fall eine Hauptursache von mehreren Nebenursachen und entsprechend eine Hauptwirkung von mehreren Nebenwirkungen zu unterscheiden. Wer mit diesem Modell arbeitet, wird den Ausdruck „Ursache" der jeweiligen Hauptursache vorbehalten und die Nebenursachen davon als bloße Bedingungen, Zweitursachen und Gelegenheitsursachen unterscheiden. Seiner Funktion nach handelt es sich hier immer noch um ein modifiziertes unikausales Modell. Die Modifikationen gehen nämlich gerade nur so weit, daß sie die Vorstellung einer zugrunde liegenden unikausalen Struktur nicht berühren. Wenn zwar auch dieses Modell strengeren und an prinzipiellen Fragen orientierten Anforderungen nicht genügen kann, so gibt es doch einen weiten Bereich innerhalb des medizinischen Denkens, innerhalb dessen man dieses Modell gefahrlos anwenden kann.

Das zeigt sich deutlich in der Unterscheidung von Haupt- und Nebenwirkungen, die man bei der Beurteilung von Arzneimitteln zu treffen pflegt. Als Nebenwirkungen pflegt man Folgen zu bezeichnen, die man bei der Gabe des jeweiligen Heilmittels zwar nicht beabsichtigt, aber gleichwohl um der Hauptwirkung willen in Kauf nimmt. Die primäre Intention des ärztlichen Handlungsentschlusses richtet sich natürlich immer nur auf die sogenannte Hauptwirkung. Nun weiß man natürlich längst, daß es im streng naturwissenschaftlichen Sinn Haupt- und Nebenwirkungen gar nicht geben kann. Denn unter theoretischem Gesichtspunkt sind alle Wirkungen zunächst einmal prinzipiell gleichberechtigt. Bei theoretisch korrekter Formulierung der Begriffe wäre es immer nur sinnvoll, erwünschte von unerwünschten Wirkungen zu unterscheiden. Wenn sich trotzdem die Rede von Haupt- und Nebenwirkungen immer wieder durchsetzt, so ist dies nur ein Zeichen dafür, daß sich in einer praktischen, als einer an bewußtem menschlichen Handeln orientierten Disziplin diese Handlungsorientierung auch in der Wahl der Begrifflichkeit durchsetzen kann. Handlungsintention und Handlungsfolge sind hier auf andere Weise miteinander verknüpft als mit Einwirkungsmöglichkeiten und Nebenfolgen, die durch die Handlungsintention nicht mehr gedeckt sind. Daher läßt sich die Anwendung dieses modifizierten unikausalen Modells in manchen Zusammenhängen der Praxis rechtfertigen – solange man nur im Auge behält, daß es sich hier um eine pragmatische Annahme handelt, die sich nicht in gleicher Weise auf den Bereich theoretischer Erkenntnis anwenden läßt.

Die modifizierte unikausale Vorstellung wird in der Medizin vorausgesetzt, wenn man nach *der* Ursache einer Krankheit fragt. Auch wenn man grundsätzlich von der multifaktoriellen Verursachung jeder Erkrankung bereits überzeugt ist, wird man immer wieder geneigt sein, einen Faktor als eigentliche Ursache den anderen Faktoren als bloßen Bedingungen gegenüberzustellen. Zu diesen Faktoren, die der Hauptursache untergeordnet werden, zählt man meist auch alle Bedingungen, die durch die Konstitution des Patienten gegeben sind. Der Streit um die Konstitutionspathologie ist zu einem guten Teil auch ein Streit darum, wie Haupt- und Nebenursachen einer Krankheit voneinander abgegrenzt werden können. Die modifizierte unikausale Vorstellung liegt aber auch dort vor, wo man nicht nach der Ursache einer Krankheit fragt, sondern wo man die substantielle Krankheitseinheit selbst als Ursache ansieht – nämlich als Ursache der einzelnen Krankheitssymptome. Die Krankheitseinheit wird dann als Hauptursache akzentuiert, während allen anderen Bedingungen dann nur noch die Fähigkeit zukommt, die Wirkung dieser Hauptursache zu modifizieren. Auch der schon erwähnten Unterscheidung von kausaler und symptomatischer Therapie liegt, wenn sie sinnvoll verwendet wird, das modifizierte unikausale Modell zugrunde.

Die Haupt- und Nebenursachen unterscheidende modifizierte unikausale Vorstellung liefert daher überall dort einen nützlichen Kompromiß, wo es darum geht, kompliziertere Verursachungsmodelle praktikabel zu machen. Die Akzentuierung einer Hauptursache aus dem Geflecht von Bedingungen läßt sich immer zumindest pragmatisch rechtfertigen: Als Hauptursache eines Krankheitszustandes kann man beispielsweise die Bedingung akzentuieren, die therapeutisch am wirkungsvollsten angegriffen werden kann – oder angegriffen werden könnte, stünden die notwendigen Hilfsmittel zur Verfügung. Man wird sich oft der Täuschung hingeben, daß bereits von Natur aus bestimmte Bedingungen als Hauptursachen ausgezeichnet seien. Doch dann wird man sich nur nicht bewußt, wie weit, nämlich bis in die Begriffsbildung hinein, in der Medizin pragmatisch gedacht und gehandelt wird. Ob eine Infektionskrankheit in erster

Linie durch Mikroorganismen verursacht ist oder durch konstitutionelle Faktoren, insbesondere immunologischer Art, – dies ist keine Frage, die allgemeingültig nach Prinzipien entschieden werden könnte. Das wird besonders bei ubiquitären Keimen deutlich: wenn durch sie der Ausbruch einer Erkrankung mitverursacht wird, so wird man doch kaum etwas damit erklärt haben, wenn man gerade einen ubiquitären Erreger für den Ausbruch einer Krankheit verantwortlich macht. Hier sind die unterschiedlichsten Schwerpunkte möglich, von der Rabies bis – als anderes Extrem – zum Staphylokokkenforunkel.

Das modifizierte unikausale Modell ist seinem Wesen nach ein Kompromiß zwischen der einfachen Unikausalität und einer an einem anderen Modell orientierten Kausalauffassung. Dieses andere Modell ist der strenge Konditionalismus. Es ist ein Modell, das theoretisch vor allem außerhalb des Bereichs bewußten menschlichen Handelns weit mehr befriedigt als alle Modelle mit monokausaler Orientierung. Zwar ist es in seiner strengen Form in der ärztlichen Praxis kaum zu handhaben – ganz anders als etwa in der experimentellen Wissenschaft, die die Bedingungen eines Geschehens nicht wie der Arzt einfach hinnehmen muß, sondern Bedingungen selbst ausschalten, isolieren, modifizieren und variieren kann. Doch ein Kausalmodell, mit dem die ärztliche Praxis arbeiten kann, wird sich immer als eine aus pragmatischen Gesichtspunkten vorgenommene Vereinfachung des konditionalen Kausalmodells darstellen lassen.

B. Der Konditionalismus

Der Konditionalismus erkennt keinen grundsätzlichen Unterschied zwischen Ursachen und Bedingungen an. Anders als beim modifizierten unikausalen Modell gibt es beim konditionalen Modell keine Bedingung, die gegenüber anderen Elementen des Bedingungsgeflechtes als Ursache herausgehoben werden könnte. Was dort als Ursache galt, ist hier nur eine Bedingung, die gegenüber allen anderen Bedingungen eines Ereignisses zunächst einmal strukturell gleichberechtigt ist. Wenn man beim konditionalistischen Modell überhaupt den Begriff der Ursache verwenden will, so kann man ihn höchstens für die Bezeichnung des Inbegriffs aller Bedingungen eines Ereignisses, aber nicht für eine einzelne dieser Bedingungen reservieren. In diesem Funktionszusammenhang hat auch das nur den Status einer notwendigen Bedingung, was unter der Voraussetzung eines anderen Modells vielleicht als Hauptursache akzentuiert wird.

Die Konsequenzen, die sich für die Medizin aus dem Konditionalismus als dem in sich konsequentesten und zumindest theoretisch befriedigendsten Kausalmodell ergeben, sind vor allem von D. v. Hansemann gezogen worden [16]. In seinem 1912 erschienenen Buch unternimmt er es, auf der Basis der Lehren von J. St. Mill und vor allem von E. Mach und im Blick auf ein reiches medizinisches Erfahrungsmaterial die Unbrauchbarkeit herkömmlicher Kausalvorstellungen aufzuweisen, die neben den Bedingungen eines Ereignisses immer auch eine von ihnen verschiedene Ursache aufzusuchen fordern. Eine Differenzierung und Gewichtung der Bedingungen ist durch den konditionalistischen Ansatz natürlich nicht ausgeschlossen. D. v. Hansemann formuliert diese Zusammenhänge wie folgt:

„Wenn wir nun annehmen, daß bei der Erforschung einer Krankheit eine Anzahl von Bedingungen 1, 2, 3 usw. bis n gefunden würden, so wird man die Bedeutung dieser Bedingungen gegeneinander abwägen müssen, und es wird sich dabei herausstellen, wie das vorher auseinandergesetzt wurde, daß eine oder mehrere Bedingungen die anderen an Bedeutung für die Entstehung der Krankheit übertreffen. Man wird finden, daß manche dieser Bedingungen zwar eine gewisse Rolle bei der Entstehung der Krankheit gespielt haben, aber daß sie ebenso gut durch irgend eine andere Bedingung hätten substituiert werden können. Andere Bedingungen aber erscheinen so notwendig für das Zustandekommen der Krankheit, daß sie durchaus nicht durch andere ersetzt werden oder fehlen können, damit die Krankheit zustande kommt. Auch hier kann es sich wieder um eine oder mehrere Bedingungen handeln, die wir dann als Haupt- oder notwendige Bedingungen bezeichnen würden. Wenn eine dieser Bedingungen fehlt, so kommt die Krankheit nicht zustande. Aber wenn diese notwendige Bedingung eintrifft, so braucht die Krankheit doch noch nicht zustande zu kommen, wenn nicht auch die anderen notwendigen Bedingungen erfüllt sind. Gerade in diesem Punkte unterscheidet sich die Bedingung am meisten von dem Begriff der Ursache." ([16] S. 25)

Man sieht aber sofort, daß das konditionalistische Modell in seiner reinen Form nicht praktikabel ist. Das liegt daran, daß gerade im Bereich des Lebendigen unübersehbar viele Bedingungen für jedes einzelne Ereignis in Anspruch genommen werden müssen, die weder inhaltlich noch strukturell einander äquivalent sind. Wo man Bedingungen, wie in der experimentellen Situation, isolieren und in gegenseitiger Unabhängigkeit variieren kann, wird man von den Möglichkeiten des Konditionalismus Gebrauch machen. Doch solche Möglichkeiten sind im ärztlichen Handeln eng begrenzt, ganz im Gegensatz zur medizinischen Grundlagenforschung. Man wird daher im Bereich der Bedingungen von Anfang an Differenzierungen und Gewichtungen im Blick auf die Bedürfnisse der ärztlichen Praxis vornehmen müssen.

So wird man zunächst zwischen *hinreichenden* und *notwendigen Bedingungen* unterscheiden. Ist eine Bedingung notwendig, so bedeutet dies, daß ohne sie das entsprechende Ereignis nicht eintreten kann; doch es bleibt offen, wieviele andere Bedingungen ebenfalls noch gegeben sein müssen. Ist dagegen eine Bedingung hinreichend, so bedarf es keiner weiteren Bedingungen mehr, um das Ereignis hervorzubringen; dagegen ist nichts darüber gesagt, ob das fragliche Ereignis möglicherweise auch realisiert werden kann, wenn andere hinreichende Bedingungen gegeben sind. Hinreichende Bedingungen spielen jedoch im biologischen Geschehen eine sehr bescheidene Rolle. Es gibt kein reales Ereignis, das sich aus einer hinreichenden Bedingung erklären ließe. Die Rede von hinreichenden Bedingungen oder Bedingungskomplexen kann in ihrer Anwendung auf Vorgänge der realen, insbesondere der belebten Welt nur dann sinnvoll sein, wenn man davon ausgehen kann, daß alle anderen Bedingungen konstant sind und insofern vernachlässigt werden können. Hat man es mit einer Vielzahl von Bedingungen zu tun, so müssen natürlich nicht nur die Beziehungen zwischen Bedingung und bedingtem Ereignis in Rechnung gestellt werden, sondern auch die Beziehungen zwischen den Bedingungen untereinander. So ist es denkbar, daß eine Bedingung notwendig in bezug auf ein bestimmtes Ereignis dann und nur dann ist, wenn eine Reihe anderer Bedingungen vorliegt. Daher ist es auch denkbar, daß notwendig für ein Ereignis nicht eine genau bestimmte Bedingung ist, wohl aber, daß es sich um eine Bedingung aus einer zwei- oder mehrgliedrigen Alternative handelt. Hier hat man es also mit verschiedenen Typen von relativ notwendigen Bedingungen zu tun. Entsprechend kann man auch Bedingungen einführen, die hinreichend nur relativ auf andere Bedingungen sind. Auf diese Weise kommt man schnell zu Bedingungsgeflechten von hohem Kompliziertheitsgrad.

Wenn man daneben spezifische von unspezifischen Bedingungen unterscheidet, so hat man einen anderen Einteilungsgesichtspunkt zugrunde gelegt. Hier geht es nicht um die formale Bedingungsstruktur, sondern um eine andere Art der Zuordnung. So ist eine Bedingung im Hinblick auf einen bestimmten Ereignistyp spezifisch, wenn sie von der Art ist, daß sie nicht in Bedingungszusammenhängen· anderer Ereignistypen auftauchen kann. Bei unspezifischen Bedingungen hingegen ist dies möglich. Auch hier kann man wieder weiter differenzieren und spezifische Bedingungen einführen, die nur relativ auf andere, bereits gegebene Bedingungen spezifisch sind. Die Unterscheidung spezifischer und unspezifischer Bedingungen ist von der Unterscheidung hinreichender und notwendiger Bedingungen begrifflich unabhängig, vor allem, wenn man berücksichtigt, daß bei allen realen Vorgängen (anders als bei logischen und mathematischen Formalstrukturen) zwischen Bedingung und Bedingtem eine unumkehrbare zeitliche Ordnung besteht. Zwischen beiden Einteilungen ist daher in bezug auf die ihnen zugehörenden Elemente die Möglichkeit freier Kombination gegeben. Dazu kommt, daß sich die Spezifität einer Bedingung graduieren läßt.

Da wir es in unserem Zusammenhang mit zeitlichen Ereignissen zu tun haben, ist es zweckmäßig, als weitere Differenzierung außerdem zwischen persistierenden und auslösenden Bedingungen zu unterscheiden. Persistierende Bedingungen sind statisch. Sie unterhalten einen Zustand, der nur so lange dauert, als die entsprechende Bedingung andauert. Dabei ist es gleichgültig, wie diese Bedingung im übrigen qualifiziert sein mag. Auslösende Bedingungen sind dagegen dynamisch. Sie sind für den Eintritt eines Zustandes verantwortlich; die Persistenz des bedingten Zustandes hängt aber nicht mehr von der Persistenz seiner Bedingungen ab. Nur eine persistierende Bedingung kann daher koexistent mit dem bedingten Ereignis oder dem bedingten Zustand sein. Auch diese Differenzierung ist im übrigen wieder frei kombinierbar mit den anderen Einteilungen.

Schließlich ist noch in Rechnung zu stellen, daß die Bedingungsrelation iterierbar ist. Sie können als Bedingungen mittelbar oder unmittelbar sein. Es gibt nicht nur Bedingungen von Zuständen und Ereignissen, sondern natürlich auch Bedingungen von Bedingungen und so fort ins Unbegrenzte. Man kann also hinter jede Bedingung zurückfragen, um Bedingungen höherer Stufe ausfindig zu machen. Andererseits muß man aber immer mit der Möglichkeit rechnen, daß eine Bedingung eines

Ereignisses, die man eruiert hat, nur eine mittelbare Bedingung ist, daß also zwischen sie und das fragliche Ereignis noch mindestens eine Bedingung interpoliert werden muß. Man kann also nie sicher sein, daß man es mit einer echten unmittelbaren Bedingung zu tun hat.

Das läßt sich am Problem der Wirkungsweise von Hormonen verdeutlichen. Die Synthese eines Hormons ist Bedingung der Wirkung am Erfolgsorgan; eine unmittelbarere Bedingung ist aber seine Ausschüttung. Noch unmittelbarer sind die Bedingungen, die darin bestehen, daß sich das Hormon beispielsweise mit einem Repressormolekül verbindet, daß es die Synthese einer Nukleinsäure induziert, die ihrerseits eine Bedingung für die Synthese eines Enzymproteins darstellt; dieses Protein ist aber seinerseits nur ein Glied in einer Bedingungskette, dem noch viele Glieder folgen. Nimmt man noch übergeordnete Bedingungen im Bereich der Neurosekretion und der glandotropen Sekretion hinzu, so kommt man zu einer außerordentlich differenzierten Bedingungskette. Die Frage nach der letzten oder unmittelbaren Bedingung eines Ereignisses oder einer Wirkung läßt sich hier schwerlich mit dem Anspruch auf Endgültigkeit beantworten.

Dies sind nur Beispiele für mögliche Differenzierungen des Bedingungsbegriffs. Da alle derartigen Differenzierungsmöglichkeiten kaschiert werden können, ist es klar, daß man bei der Kausalanalyse irgendeines Ereignisses sehr bald zu einer Vielfalt von Bedingungsrelationen kommt, die ohne technische Hilfsmittel nicht mehr beherrscht werden können. Schon von hier aus wird es verständlich, daß ein strenger Konditionalismus auch dort, wo er theoretisch vertreten wurde, nicht unmodifiziert in die Praxis Eingang finden konnte. Es bleibt abzuwarten, welche Möglichkeiten die Datenverarbeitung der Bedingungsanalyse eröffnet. Auf jeden Fall wird es gerade auf diesem Gebiet immer darauf ankommen, Schwerpunkte zu setzen und Gewichtungen vorzunehmen. Man kann sich niemals für alle, sondern immer nur für bestimmte Bedingungen eines Ereignisses interessieren. Welche Bedingungen dies sind, wird sich in einer praktischen Disziplin wie der Medizin niemals unabhängig von den Zielen des Handelns und den ihm zur Verfügung stehenden Mitteln festlegen lassen.

Die anschauliche Vorstellung der Kausalkette ist freilich nicht mehr anwendbar, wenn man mit dem konditionalistischen Kausalbegriff arbeitet. Wenn man es bei jedem Zustand immer mit einer Vielzahl von Bedingungen zu tun hat, und wenn man außerdem die Bedingungsrelation iterieren kann, so bietet sich ein anderes Vorstellungsmodell an. Es läßt sich am besten durch das Bild eines Bedingungskegels, genauer: durch das eines Doppelkegels veranschaulichen. Der jeweils untersuchte Zustand oder das jeweils untersuchte Ereignis wird durch die Spitze des Kegels markiert. Der Kegel öffnet sich dann in Richtung auf immer zahlreichere und immer entferntere, sich verzweigende Bedingungen; in der anderen Richtungen öffnet er sich auf immer zahlreichere und entferntere Zustände und Ereignisse, für die der betrachtete Zustand selbst Bedingung ist. In diesem Doppelkegel verläuft eine Vielzahl kausaler Bedingungsketten; der jeweils untersuchte Zustand erscheint dann als Knotenpunkt aller dieser Ketten.

Geht man von der durch das Modell des Bedingungskegels veranschaulichten konditionalen Kausalvorstellung aus, dann sieht man leicht, daß man nicht mehr gut in naiver Weise nach d e r Ursache eines Zustandes fragen kann. Denn wenn man die Bedingungsverhältnisse, in denen jeder Zustand steht, zurückverfolgt, gelangt man niemals zu einer alles bestimmenden ersten Ursache, sondern man verliert sich in einem Netz immer entfernterer und immer weniger spezifischer Bedingungen. Nun ist freilich die Spezifität einer Bedingung im Hinblick auf einen bestimmten Zustand nicht nur als Funktion der Nähe zu diesem Zustand zu verstehen. Auch naheliegende und sogar unmittelbare Bedingungen können in hohem Maße unspezifisch sein. Allgemein gilt jedoch, daß die Spezifität einer Bedingung relativ auf einen bestimmten Zustand im günstigsten Fall gleichbleiben, aber mit Sicherheit niemals zunehmen kann, wenn man einen

Bedingungsstrang innerhalb des Bedingungskegels zurückverfolgt. Man muß also bei diesem Rückgang damit rechnen, mit wachsender Entfernung von dem zu untersuchenden Zustand zu immer weniger spezifischen Bedingungen zu kommen. Das Entsprechende gilt natürlich für die andere Seite des Bedingungskegels, der sich in Richtung auf immer entferntere Wirkungen öffnet.

Doch es mag genug sein mit den rein begrifflichen Betrachtungen, die nur zeigen sollten, welche Schwierigkeiten und Probleme im Rücken des alltäglich verwendeten Kausalbegriffs warten. Was bedeutet nun aber das konditionalistische Kausalmodell für die Medizin? Auf jeden Fall ist es ein Kausalmodell, das es gestattet, dem Gedanken der multifaktoriellen Ätiologie gerecht zu werden. Dabei ist freilich zu beachten, daß die Frage nach der Ursache unter den Voraussetzungen des konditionalen Modells strukturell verändert wird: Hier wird sie nämlich zu einer prinzipiell offenen Frage. Damit ist gemeint, daß die Frage nach den Bedingungen eines Zustandes niemals endgültig beantwortet ist, wenn man eine oder mehrere ursächliche Bedingungen gefunden hat. Denn man kann nie sicher sein, andere Bedingungen übersehen zu haben. Daher ist man niemals der Aufgabe enthoben, noch nach weiteren Bedingungen zu suchen, so gut die bis dahin gefundenen Bedingungen auch gesichert sein mögen.

Wenn die Ätiologie von Krankheitszuständen zur Debatte steht, gehen in dieses Bedingungsgefüge natürlich nicht nur die äußeren Ursachen ein, an denen sich ein naives Krankheitsverständnis zunächst orientiert, sondern auch alle „inneren" Bedingungen, die durch Konstitution, Organdisposition, Reaktionsweise, genetische Ausstattung gegeben sind. Hierher gehören aber auch die psychischen Bedingungen pathologischer Zustände. Es sind dies Bedingungen, die seit eh und je bekannt gewesen und nur während einer kurzen Epoche der Entwicklung der Medizin vergessen worden waren. Entsprechendes gilt für die Eruierung möglicher sozialer Bedingungen von Krankheitszuständen. Das konditionalistische Modell ist den inhaltlichen Unterschieden dieser Bedingungstypen gegenüber neutral. Einer seiner Vorzüge besteht ja gerade darin, daß es nicht dazu zwingt, die einzelnen Bedingungstypen gegeneinander auszuspielen. Ein Streit darüber, wo die „eigentliche" Ursache pathologischer Zustände zu suchen ist, braucht unter konditionalistischen Voraussetzungen gar nicht aufzukommen.

Wie stellt sich der Begriff der Krankheitseinheit unter konditionalistischen Bedingungen dar? Wenn die Krankheit selbst als Ursache ihrer Symptome angesehen wird, dann kann sie freilich im konditionalistischen Modell nicht die Stellung einer Bedingung unter anderen Bedingungen einnehmen. Die Krankheitseinheit ist hier nichts anderes als ein Schema, das eine typische Bedingungskonstellation enthält, die deutlich häufiger vorliegt, als dies bei statistisch freier Kombination der Bedingungen zu erwarten wäre. Die Krankheitseinheit ist dann also im strengen Sinne gerade nicht Bedingung für die Symptome dieser Krankheit; sie ist nur die Zusammenfassung bestimmter Krankheitsbedingungen zu einer Klasse. Somit ist hier die Krankheitseinheit nur mehr ein ens rationis, ein Gedankending, mit dessen Hilfe typische und häufig wiederkehrende Bedingungskombinationen als solche akzentuiert werden. Nur wenn man diese Bedingungskombination als solche vergegenständlicht, kann der Irrtum entstehen, als handelte es sich hier um ein selbständiges, qualifiziertes Bedingungselement, eine Art "black box"; in die bestimmte Bedingungen, die Krankheitsursachen, eingegeben werden, während die Ausgabe in einer typischen Symptomenkonstellation besteht. Das Denkmodell der Krankheitseinheit wird gleichwohl in manchen Fällen auch hier heuristischen Wert behalten können. Doch die Gesetzmäßigkeit der Symptomkombinationen wie auch die der Bedingungskombinationen sind nun einmal immer nur statistische Gesetzmäßigkeiten. Die Verbindung zwischen Krankheitsbedingungen und Symptomen braucht schon aus diesem Grunde nicht notwendig durch die fiktive Einheit eines Krankheitsbildes vermittelt zu werden. Das im vorigen Abschnitt skizzierte Modell einer an Krankheitsfaktoren orientierten Krankheitsvorstellung läßt sich jedenfalls mit dem Konditionalismus besser vereinbaren als das Modell der substantiellen Krankheitseinheiten. Es ist zu erwarten, daß sich unter dieser Voraussetzung Ursachen-Symptomenmatrizen bilden lassen, an denen sich die Therapie orientieren könnte; nur in bestimmten einfachen Fällen brauchte eine derartige Matrix einer traditionellen Krankheitseinheit zu entsprechen.

Entsprechendes gilt für den Bereich der Therapie. Der Satz, daß kausale Therapie prinzipiell der symptomatischen Therapie vorzuziehen ist, gilt bekanntlich fast schon mit dem Gewißheitsgrad eines Glaubenssatzes. Geht man von einem modifizierten unikausalen Verursachungsmodell aus, so ist unmittelbar verständlich, was dieser Satz fordert. Was für einen Sinn kann aber der Satz vom Vorrang der kausalen Therapie unter den Bedingungen eines konditionalistischen Kausalverständnisses noch haben? Der Gegensatz von kausaler und symptomatischer Therapie wird zwar auch dann nicht aufgehoben, wohl aber relativiert, wenn man von der Tatsache ausgeht, daß es *die* Ursache eines Krankheitszustandes nicht geben kann, es sei denn, man versteht unter der Ursache den Inbegriff aller Bedingungen. Dann aber wäre eine im strengen Sinne kausale Therapie unmöglich. Denn natürlich können niemals sämtliche Bedingungen eines Zustandes beeinflußt werden, sondern allenfalls bestimmte Formen von persistierenden Bedingungen, die die Entstehung eines Zustandes nicht auslösen, sondern diesen Zustand selbst unterhalten. Man kann also immer nur entweder neue Bedingungen, die einen neuen, erwünschten Zustand auslösen und unterhalten können, zu schaffen oder aber persistierende Bedingungen, die einen unerwünschten Zustand unterhalten, auszuschalten suchen. Dabei gilt es zu berücksichtigen, daß es grundsätzlich niemals möglich ist, irgendwelche Bedingungen auszuschalten, ohne an ihre Stelle neue Bedingungen zu setzen, ob man sich dessen bewußt ist oder nicht. Der Bedingungszusammenhang im Bereich belebter Wesen ist immer dicht; es kann in ihm keine Lücke geben. Es ist lediglich möglich, einzelne Elemente durch andere Elemente zu ersetzen.

Spricht man von kausaler Therapie, so kann damit also im strengen Sinne nur gemeint sein, daß man wenigstens eine für die Unterhaltung eines unerwünschten Zustandes verantwortliche persistierende Bedingung eliminiert. Nun kann es in jedem einzelnen Fall mehrere Bedingungen geben, die von dieser Art sind. Daher müssen eine oder mehrere Bedingungen ausgewählt werden. Die Auswahl wird sich daran zu orientieren haben, welche Bedingungen überhaupt mit den zur Verfügung stehenden Hilfsmitteln angegriffen werden können; sodann wird man natürlich vorzugsweise solche Bedingungen auswählen, die im Hinblick auf den unerwünschten Zustand spezifisch sind. Vor allem wird man aber in Rechnung stellen müssen, welche Folgen die Einführung der neuen Bedingung haben wird, die man an die Stelle der auszuschaltenden Bedingung setzt. Hier liegt ein Unsicherheitsfaktor: so gut man auch oft die unmittelbaren Wirkungen eines Zustandes kennt, so schwer sind die fernliegenden, immer mehr verästelten Wirkungen einer Bedingung im voraus zu beurteilen. Eine auslösende Bedingung aber, die in der Vergangenheit liegt, kann überhaupt nicht mehr beseitigt werden. In diesem Fall können also nur neue auslösende oder auch persistierende Bedingungen gesetzt werden, durch deren Existenz bestimmte Krankheitserscheinungen zum Verschwinden gebracht werden. Der Vorrang der sogenannten kausalen Therapie ist also durchaus begründet; dennoch darf er nicht verabsolutiert werden. Denn es hängt von den jeweiligen Randbedingungen ab, ob die symptomatische Therapie nicht vielleicht auch dann vorzuziehen ist, wenn die Möglichkeit einer kausalen Therapie besteht. Es ist nämlich denkbar, daß die Interferenz der neu gesetzten mit den alten Bedingungen deren Wirkung so sehr modifiziert, daß sie tolerabel sind. Eine entsprechende Interferenz im Bedingungsgefüge kann andererseits auch bei der kausalen Therapie bewirken, daß unerwünschte, nicht tolerable Wirkungen auftreten. So zeigt also auch eine begriffliche Überlegung, was die Praxis immer gewußt hat: daß nämlich der Gegensatz zwischen kausaler und symptomatischer Therapie nicht von der Art ist, daß er eine streng alternative Prinzipienentscheidung erfordern würde. Es handelt sich vielmehr um Hilfsbegriffe, die lediglich eine Rasterfunktion ausüben können: was unter dem einen Gesichtspunkt kausales Vorgehen ist, kann unter einem anderen Gesichtspunkt, nämlich im Blick auf weiter zurückliegende ursächliche Bedingungen, als symptomatisches Vorgehen bezeichnet werden. Deshalb geht es in diesem Bereich nicht um Prinzipienentscheidungen, sondern um Optimierungsprobleme. Solche Optimierungen werden in der Praxis meist intuitiv vorgenommen; man pflegt sich dann auf eine weiter nicht differenzierbare Erfahrung zu berufen. Es wäre an der Zeit, sich Gedanken darüber zu machen, ob diese Erfahrung mit den heute zur Verfügung stehenden Hilfsmitteln nicht rationalisiert werden kann. Dies setzt freilich voraus, daß man sich zunächst über das Ziel der Therapie auch in begrifflicher Hinsicht klar wird. Denn ein solches Ziel muß objektiviert werden können, wenn eine Optimierungsaufgabe formuliert werden soll. Jeder glaubt natürlich zu wissen, worin dieses Ziel besteht – wenigstens solange er es nicht allgemeingültig definieren soll. Wie der Begriff der Gesundheit zu bestimmen ist, bleibt in der Tat eine offene Frage, es sei denn, man gibt sich mit der Gesundheitsdefinition der Weltgesundheitsorganisation (WHO) zufrieden. Ihre Unbrauchbarkeit ist eine Folge ihrer zu großen Allgemeinheit. Wer sie trotzdem akzeptiert, sollte denn aber auch zugestehen, daß es in der menschlichen Gesellschaft kaum Berufe gibt, die keine Heilberufe sind, wenn er Gesundheit als den Zustand völligen körperlichen, seelischen und sozialen Wohlbefindens begreift.

Der Konditionalismus erlaubt es also, einzelne Bedingungen eines Bedingungsgefüges nach beliebigen Gesichtspunkten zu akzentuieren; das kann sich die Medizin sowohl bei ätiologischen als auch bei therapeutischen Fragestellungen zunutze machen. Ein besonderer Vorzug besteht jedoch darin, daß er nicht dazu zwingt, *eine* Bedingung gegenüber allen anderen Bedingungen als Ursache auszuzeichnen. Dies gilt es zu beachten, wenn man auf den Streit blickt, der heute um Krankheitstheorien psychosomatischer und sozialmedizinischer Art geführt wird. Zwar dürfte heute unter der Mehrzahl der Kontrahenten im Grundsätzlichen Einigkeit darüber bestehen, daß in das Bedingungsgefüge von Krankheitszuständen auch Bedingungen psychischer und sozialer Art gehören. Wenn man von einigen Dogmatikern absieht, dürfte Einigkeit auch darüber bestehen, daß man aus psychischen und sozialen Ursachen allein noch kein Krankheitsbild erklären kann. Auch hier handelt es sich um Bedingungen, die in einem Geflecht mit vielen anderen Bedingungen gemeinsam wirken. Und doch wird gerade in diesem Streit das hier ganz unangemessene unikausale Modell gelegentlich in übertriebener Weise strapaziert; dies gilt für die Behandlung ätiologischer Fragen ebenso wie für die Diskussion um die Therapie. Nun führt der Konditionalismus nicht etwa zu einer einfachen harmonisierenden Kompromißlösung. Im Einzelfall kann es immer kontrovers sein, welche Bedingungskonstellation jeweils vorliegt und wie die einzelnen Bedingungen zu gewichten sind. Die allgemeine Behauptung jedoch, daß psychische oder soziale Faktoren die „eigentlichen" Bedingungen bestimmter krankhafter Prozesse darstellen, ist in dieser Allgemeinheit weder eindeutig wahr noch falsch, sondern, weil nicht hinreichend genau, unbrauchbar.

Wenn die am psychischen und am sozialen Bereich orientierten Krankheitstheorien bisher trotz aller Beteuerungen noch nicht zu dem Erfolg geführt haben, den sie einmal in Aussicht stellen zu können glaubten, so liegt dies an der besonderen Struktur der diesem Bereich angehörenden Krankheitsbedingungen. Denn es handelt sich zumeist um zustandsferne Bedingungen; sie sind mit dem jeweiligen Krankheitszustand nur über eine lange Kette von Zwischengliedern verbunden. Vor allem handelt es sich hier zumeist um im Hinblick auf den jeweiligen Krankheitszustand relativ unspezifische Bedingungen – vielleicht einige wenige typische psychosomatische Krankheitsbilder ausgenommen. Wenn es sich aber, wie zumeist, um Bedingungen geringer Spezifität handelt, dann kann man zwar mit hoher Wahrscheinlichkeit den Zustand des Patienten beeinflussen, wenn man diese Bedingungen ändert. Diese Beeinflussung wird aber nur wenig gezielt sein können. Gerade die Modifikation unspezifischer Bedingungen wird neben den erwünschten Wirkungen immer eine große Zahl von nicht gewünschten oder sogar unerwünschten Wirkungen hervorbringen. Die Fernwirkungen der auf Veränderungen im Bereich psychischer und sozialer Krankheitsbedingungen zielenden therapeutischen Postulate liegen noch ganz im Dunkel. Gerade wegen der Unspezifität dieser Bedingungen ist es aber zu erwarten, daß ihre Berücksichtigung in der praktischen Medizin, mit der sich gegenwärtig mancherlei euphorische Hoffnungen verknüpfen, nach einiger Zeit auf ein ausgewogenes Maß reduziert werden wird.

Zweifellos sind bei der Beschäftigung mit diesen Krankheitsfaktoren manche Einsichten zutage gefördert worden, die die Grundlage einer eigenen, von der Medizin teilweise unabhängigen Beratungspraxis abgeben können. Die Medizin sollte jedoch nicht der Versuchung erliegen, ihre Grenzen zu weit auszudehnen und ein Gebiet zu besetzen, das in früheren Zeiten dem Priester vorbehalten war. Sie hätte dabei nicht viel zu gewinnen, aber manches zu verlieren. Die Medizin wird ihrem Wesen nach immer an Vorgängen orientiert bleiben müssen, die im organisch-somatischen Bereich ablaufen. Gewiß hat sie auch die psychosozialen Bedingungen solcher Vorgänge in Rechnung zu stellen, wenn sie auf optimale Weise tätig werden will. Sie wird ebenso gewiß immer auch mögliche psychosoziale Fernwirkungen einer somatisch orientierten Therapie berücksichtigen, falls solche Fernwirkungen abgeschätzt werden können. Doch dieser Bereich interessiert nicht um seiner selbst willen. Die ihm zugehörigen Bedingungen sind für die Medizin nur dann von Interesse, wenn sie in eine *gemeinsame somatische Endstrecke* einmünden, das heißt, wenn sie auch als Bedingungen somatischer Störungen faßbar sind. Die Behandlung rein psychosozialer Störungen mit psychosozialen Mitteln und dem Ziel rein psychosozialer Wirkungen gehört nicht mehr in den Aufgabenbereich der Medizin, auch dann nicht, wenn manche Regulationsmechanismen, die in der Vergangenheit auf diesen Gebieten wirksam waren, heute ineffizient geworden sind. Es zeichnet sich denn auch nicht zufällig die Bildung neuer Berufsgruppen ab, die ihr Betätigungsfeld in eben diesen Gebieten finden. Das alles spricht nicht gegen die Notwendigkeit einer engen Zusammenarbeit zwischen dem Arzt einerseits und dem Psychagogen und Soziotherapeuten andererseits. Voraussetzung für eine fruchtbare Zusammenarbeit ist aber eine klare Abgrenzung der Aufgabenbereiche der Partner: ,,Es ist nicht Vermehrung, sondern Verunstaltung der Wissenschaften, wenn man ihre Grenzen ineinanderlaufen läßt" (Kant [23] B VIII).

Gerade in der jüngeren Generation ist heute die Tendenz verbreitet, den Arzt auch für die Behandlung von abnormen und unerwünschten Ereignissen im psychosozialen Bereich in Anspruch zu nehmen. Doch damit ist er überfordert. Er kann sachverständig immer nur dort eingreifen, wo entweder die Bedingungen oder die Wirkungen einer Störung den organisch-somatischen Bereich berühren, so sehr dabei immer auch Momente mitspielen mögen, die außerhalb dieses Bereichs liegen. Um die These nochmals klarzustellen: es ist mit alledem nichts gegen die Wichtigkeit einer Beschäftigung mit dem psychosozialen Bereich und den in ihm liegenden Bedingungen außerorganischer Störungen gesagt. Gesagt sein soll nur, daß nicht alle Konflikte des Menschen mit Hilfe der Medizin gelöst werden sollen und können.

Wenn man Kausalprobleme im Hinblick auf den Bereich des Organischen erörtert, wird man immer auf Abhängigkeitsbeziehungen zu sprechen kommen müssen, die nach der Art des Regelkreises geordnet sind. Nun ist aber durch den Regelkreis kein neuer, von den bisher erörterten verschiedener Bedingungstypus bezeichnet. In ihm sind nur bestimmte Bedingungen auf besondere Weise miteinander kombiniert. Im einfachsten Fall handelt es sich darum, daß die Stabilität eines Zustandes durch die Existenz persistierender Bedingungen garantiert wird, die durch eine Änderung dieses Zustandes selbst in der Weise modifiziert werden, daß sie die Wiederherstellung des alten Zustandes bewirken. Es handelt sich also darum, daß persistierende Bedingungen eines Zustandes so aufeinander bezogen sind, daß sie diesen Zustand auch gegen den Einfluß neuer äußerer auslösender Bedingungen zu erhalten streben. Man bedarf also keines neuen Ursachentyps, um Regelkreise zu verstehen. Wohl aber muß man Bedingungen der bekannten Typen in ein bestimmtes Verhältnis zueinander setzen.

Organisches wie auch psychisches Geschehen vollzieht sich aber auf der Grundlage von fließenden Gleichgewichtszuständen. Eine Vielzahl von Rückkoppelungsmechanismen sorgt für die Erhaltung dieses Gleichgewichtszustandes. Solange dieses System als solches nicht gestört ist, bedarf es nicht der ärztlichen Kunst, um die Wirkung pathologischer Bedingungen zu kompensieren. In solchen Fällen wird das ärztliche Handeln nur versuchen, die ohnehin ablaufenden natürlichen Regelungsvorgänge zu unterstützen. Ein zweiter Typus der Therapie liegt vor, wenn dieses System als solches gestört ist, und der Organismus den ursprünglichen Gleichgewichtszustand nicht aus eigener Kraft wieder erreichen kann. Die Therapie setzt in diesem Fall neue, auslösende oder persistierende Bedingungen, die den ursprünglichen Gleichgewichtszustand wieder zu erreichen und zu erhalten vermögen. Ist auch dies nicht realisierbar, so bietet ein dritter Therapietyp die Möglichkeit, Änderungen eines gestörten Gleichgewichtszustandes dadurch aufzufangen, daß Bedingungen gesetzt werden, die einen neuen, andersartigen Gleichgewichtszustand zu stabilisieren fähig sind. Ist auch diese Möglichkeit nicht gegeben, ist also auch ein neuer Gleichgewichtszustand weder von Natur aus noch durch ärztliches Handeln zu stabilisieren, liegt ein infauster Verlauf vor. Der hier verbleibende vierte Typus der Therapie hat daher allenfalls noch die Möglichkeit, diesen Verlauf zu verzögern und unerwünschte Begleiterscheinungen zu unterdrücken.

Für die Medizin der Vergangenheit standen die erste und die vierte der erwähnten Möglichkeiten ärztlichen Handelns ganz im Vordergrund. Erst die therapeutischen Hilfsmittel unserer Zeit lassen die zweite und ganz besonders die dritte Möglichkeit immer wichtiger werden. Es scheint, daß sich das ärztliche Selbstverständnis und die ärztliche Ethik auf diesen Wandel der Möglichkeiten noch nicht eingestellt hat. Denn das ärztliche Selbstverständnis ist immer noch vorwiegend am Leitbild der restitutio in integrum orientiert. Doch diese Möglichkeit ist nur selten gegeben; selbst dort, wo der Arzt eine persistierende Krankheitsbedingung ausschalten kann, ist der Zustand danach regelmäßig doch nicht mehr derselbe wie zuvor. Die heute gegebenen Hilfsmittel legen es nahe, daß der Arzt sein Selbstverständnis künftig weniger an den negativen Möglichkeiten orientieren sollte, bestehende Zustände zu beseitigen, als vielmehr an den positiven Möglichkeiten, neuartige Zustände zu schaffen. Hier trifft man gelegentlich bereits auf üppig wuchernde Utopien. Doch wer Utopien entwirft, befriedigt damit im günstigsten Falle sich selbst. Für das konkrete, die Kunst des ärztlich Möglichen praktizierende Handeln sind aber diese Dinge von geringem Belang.

Es bleibt die Aufgabe, das ärztliche Selbstverständnis an den Bedingungen und Möglichkeiten der Medizin unserer Tage neu zu orientieren. Konnte der Arzt der Tradition immer sehr viel weniger bewirken, als er seinem ärztlichen Auftrag gemäß zu bewirken wünschte, so beginnt sich heute bereits eine Situation abzuzeichnen, in der nicht mehr nur danach gefragt werden muß, ob man das, was man tun will, auch tun kann. Fragen muß man vielmehr auch danach, ob man alles, was man tun kann, auch tun soll.

Schlußbemerkung

Welche Funktion hat die Diagnose in der Medizin?

Die vorliegenden Überlegungen haben zunächst versucht, die Formalstruktur der Diagnose zu bestimmen. Dabei erwies sie sich als eine zeitgebundene Singuläraussage, mit der einem bestimmten Patienten für einen bestimmten Zeitpunkt ein bestimmter Krankheitsbegriff zugesprochen wird. Zugleich zeigte sich ihre pragmatische Dimension: Sie enthält keine theoretische Erkenntnis, sondern eine Beurteilung im Horizont praktischer Ziele. Insofern ist sie immer in einen Handlungszusammenhang eingefügt. Jedes vernünftige Verhalten, zumal die Behandlung eines Kranken, muß sich immer an einer adäquaten Beurteilung des Zustandes orientieren, auf den es sich bezieht. Will man den Begriff der Diagnose für den gesamten Bereich der Krankenbeurteilung reservieren, an der sich ärztliches Handeln orientiert, so ist eine Medizin ohne Diagnose allerdings unmöglich, wenn ärztliches Handeln nicht darauf verzichten will, vernünftiges, das heißt einer Begründung und Rechtfertigung fähiges Handeln zu sein.

Das bedeutet nun aber nicht, daß ein bestimmtes System oder ein bestimmter Typus von Beurteilungsmöglichkeiten für alle Zeiten festgeschrieben werden könnte. Im heutigen Sprachgebrauch umfaßt die Diagnose nun freilich nicht den gesamten Umfang der Krankenbeurteilung, sondern nur deren Kernstück, nämlich die Zuordnung einer substantiellen, wissenschaftlich definierten und im Idealfall ätiologisch orientierten Krankheitseinheit. Die in diesem Sinne verstandene Diagnose gehört nun freilich nicht zum unverzichtbaren Kernbestand der Medizin. Denn jede Diagnose ist immer relativ zu einem bestimmten Wissensstand und zu den zur Verfügung stehenden Mitteln zur Verarbeitung dieses Wissens. Die so verstandene Diagnose kann daher nur so lange die zentrale Kategorie der Krankenbeurteilung sein, als die Entscheidung über die im jeweiligen Fall optimale Therapie ausschließlich oder vorwiegend von ihr abhängt. In dem Maße aber, in dem therapeutische Möglichkeiten eingesetzt werden können, bei denen eine Orientierung an der Diagnose weniger wichtig ist als eine Orientierung an anderen Beurteilungsgesichtspunkten, in dem Maße hört die Diagnose auf, die zentrale und prinzipiell unabdingbare Form der ärztlichen Beurteilung zu sein. Das gilt um so mehr dann, wenn die klassischen Krankheitseinheiten, in Wirklichkeit ohnehin nur Ausdruck statistischer Gesetzlichkeiten, in mehr oder weniger frei kombinierbare Krankheitsfaktoren aufgelöst werden können. Die Möglichkeiten, Informationen über den Zustand eines Kranken zu gewinnen, und andererseits die Möglichkeiten gezielten therapeutischen Eingreifens sind bereits heute so vielgestaltig, daß der Begriff der substantiellen Krankheitseinheit nicht mehr die einzige Größe ist, die die Koordination von Beurteilung und Handlung leistet. Man wird sich daher auf neue Formen der Verarbeitung klinischer Information einzustellen haben. Das durch die klassischen Krankheitseinheiten repräsentierte System der Informationsverarbeitung bietet nur eine von mehreren nebeneinander bestehenden Möglichkeiten. Schon den Anforderungen der Konstitutionsanalyse und den Ergebnissen der Praxisforschung wird es nicht mehr gerecht, erst recht nicht auf der Basis der Faktorenanalyse und der strikt konditionalistischen Kausalanalyse sich ergebenden Möglichkeiten. Es ist daher abzusehen, daß unser heutiges, an Diagnosen orientiertes Beurteilungssystem allmählich einem umfassenderen Beurteilungssystem Platz machen wird. Die klassische Krankheitseinheit ist dann höchstens noch eines unter vielen Leitbildern klinischer Informationsverarbeitung, die Diagnose nur noch eine unter vielen Formen der stets an den Möglichkeiten des Handelns orientierten klinischen Beurteilung. Medizin ohne herkömmliche Diagnose wird nicht einfacher, sondern anspruchsvoller sein als eine vornehmlich an der Diagnose orientierte Medizin. Sie wird sich der Tatsache bewußt sein, daß Diagnostik ein prinzipiell unabschließbarer Prozeß ist, daß es aber gerade deswegen darauf ankommt, den Punkt zu kennen, an dem man diesen Prozeß abbrechen muß.

Grundlagentheoretische Überlegungen können hier im Einzelfall natürlich keine konkrete Hilfe geben, wenn es darum geht, neue Beurteilungssysteme zu entwickeln. Sie können aber etwas anderes leisten: Sie können nämlich zeigen, wie die jeweils geltenden Grundbegriffe und Grundanschauungen immer unter Voraussetzungen gelten, die möglicherweise dem Wandel unterworfen sind. So können sie den verbreiteten Irrglauben erschüttern, daß das, was unter bestimmten Voraussetzungen richtig und nützlich ist, auch dann noch verteidigt und konserviert werden müßte, wenn diese Voraussetzungen nicht mehr gegeben sind.

Literaturnachweise

Dieses Verzeichnis führt nur Arbeiten auf, die in der vorliegenden Abhandlung erwähnt werden. Eine ausführliche Bibliographie zum Problem der Diagnose enthält das Buch von Gross [13] S. 180–205.

[1] B a m m , Peter [Pseudonym] d. i. Kurt Emmerich [richtiger Name]: Glanz und Elend der Diagnose. In: Ex ovo. Essays über die Medizin. Stuttgart 1956. S. 57–67.

[2] B e r g h o f f , Emanuel: Entwicklungsgeschichte des Krankheitsbegriffs. 2., vollst. neubearb. und erw. Aufl. Wien 1947. (Wiener Beiträge zur Geschichte der Medizin. Bd. 1.)

[3] B i e g a n s k i , W., Medizinische Logik. Kritik der ärztlichen Erkenntnis. Autorisierte Übersetzung nach der zweiten Original-Auflage von A[lexander] Fabian. Würzburg 1909.

[4] B o c h e n s k i , Innocent Marie: Die zeitgenössischen Denkmethoden. 4. Aufl. Bern, München 1969. (Dalp Taschenbücher. 304 D.)

[5] B o c h n i k , H. J. und H. Legewie: Multifaktorielle klinische Forschung. Stuttgart 1964. (Forum der Psychiatrie. Nr. 8.)

[6] B r a u n , Robert N.: Lehrbuch der ärztlichen Allgemeinpraxis. Mit einem Vorwort von Thure von Uexküll. München 1970.

[7] C a r n a p , Rudolf: Einführung in die symbolische Logik mit besonderer Berücksichtigung ihrer Anwendungen. 3. Aufl. Wien 1968 [1. Aufl. 1954].

[8] C u r t i u s , Friedrich: Individuum und Krankheit. Grundzüge einer Individualpathologie. Berlin, Göttingen, Heidelberg 1959.

[9] C u r t i u s , Friedrich: Von medizinischem Denken und Meinen. Stuttgart 1968.

[10] F e i n s t e i n , Alvan R.: Clinical Judgment. Baltimore 1967. (Reprinted 1969.)

[11] F e r b e r , Liselotte von: Die Diagnose des praktischen Arztes im Spiegel der Patientenangaben. Stuttgart 1971. (Schriftenreihe „Arbeitsmedizin – Sozialmedizin – Arbeitshygiene". Bd. 43.)

[12] F e r b e r , Liselotte von: Die Verständigung zwischen Arzt und Patient, eine sprachsoziologische Untersuchung. In: Der praktische Arzt. 1971. H. 9.

[13] G r o s s , Rudolf: Medizinische Diagnostik. Grundlagen und Praxis. Berlin, Heidelberg, New York 1969. (Heidelberger Taschenbücher. Bd. 48.)

[14] G r o s s , Rudolf: Einige logische Grundlagen und Grundfragen der Medizin. III. Deduktion und Induktion. In: Deutsches Ärzteblatt. 1973. H. 38, S. 2462–2464.

[15] G r o s s , Rudolf: Der Prozeß der Diagnose. In: Deutsche medizinische Wochenschrift. Jg. 98, 1973. S. 783–787.

[16] H a n s e m a n n , D. v.: Ueber das konditionale Denken in der Medizin und seine Bedeutung für die Praxis. Berlin 1912.

[17] H a r t m a n n , Fritz: Gedanken zu einer ärztlichen Informatik. In: Niedersächsisches Ärzteblatt. Jg. 47, Nr. 23, 1974. S. 849–851.

[18] H a r t m a n n , Fritz: Der historische Diagnosebegriff und seine Entwicklung. In: Münchener medizinische Wochenschrift. Jg. 114, 1972. S. 90–96; 117–126.

[19] H e m p e l , Carl G.: Aspects of Scientific Explanation. And Other Essays in the Philosophy of Science. New York, London 1965.

[20] H e n n i s , Wilhelm: Politik und praktische Philosophie. Eine Studie zur Rekonstruktion der politischen Wissenschaft. Neuwied am Rhein, Berlin 1963. (Politica. Bd. 14.)

[21] I m m i c h , Herbert: Klinischer Diagnosenschlüssel. Stuttgart 1966.

[22] J e s d i n s k y , Hans-Joachim: Diagnose-Modelle in der Medizin. In: Methods of Information in Medicine. Methodik der Information in der Medizin. Bd. 11, H. 1, 1972. S. 48–59.

[23] K a n t , Immanuel: Kritik der reinen Vernunft. Nach der ersten und zweiten Original-Ausgabe. Hamburg 1971. (Der Philosophischen Bibliothek Band 37 a.)

[24] K o c h , Richard: Die ärztliche Diagnose. Beitrag zur Kenntnis des ärztlichen Denkens. 2., umgearb. Aufl. Wiesbaden 1920. [1. Aufl. 1917].

[25] K o c h , Richard: Irrtümer der allgemeinen Diagnostik (theoretisch). In: Irrtümer der allgemeinen Diagnostik und Therapie sowie deren Verhütung. Hrsg. von J. Schwalbe. Leipzig 1923. S. 41–85.

[26] L a n g e , H.-J.: Algorithmische Diagnostik. In: Elektronische Daten-Verarbeitung. Bio-Medizinische Technik u. Bionik. Nuklear-Medizin. 2/1971. S. 577–580.

[27] L e i b e r , Bernfried: Syndrom und Syndromatologie in der ärztlichen Diagnose. In: Methods of Information in Medicine. Methodik der Information in der Medizin. Bd. 4, H. 2, 1965. S. 75–78.

[28] L ü t h , Paul: Niederlassung und Praxis. Eine kritische Einführung. Stuttgart 1969.

[29] M a r t i u s , Friedrich: Konstitution und Vererbung in ihren Beziehungen zur Pathologie. Berlin 1914. (Enzyklopaedie der klinischen Medizin. Allgemeiner Teil.)

[30] P r o p p e , Albin: Notwendigkeit und Problematik einer Computer-Diagnostik. In: Computer: Werkzeug der Medizin. Hrsg. von C. Th. Ehlers, N. Hollberg und A. Proppe. Berlin, Heidelberg, New York 1970. S. 127–159.

[31] R i c k e r , Gustav: Pathologie als Naturwissenschaft. Relationspathologie. Berlin 1924.

[32] S a d e g h - Z a d e h , Kazem: Zur Logik und Methodologie der ärztlichen Urteilsbildung. In: Methods of Information in Medicine. Methodik der Information in der Medizin. Bd. 11, H. 4, 1972. S. 203–212.

[33] S c h w e n i n g e r , Ernst: Der Arzt. 2. Aufl. Radeburg Bezirk Dresden o. J. (1926). [1. Aufl. 1907].

[34] S i e b e c k , Richard: Medizin in Bewegung. Klinische Erkenntnisse und ärztliche Aufgabe. Stuttgart 1949.

[35] S t e g m ü l l e r , Wolfgang: Probleme und Resultate der Wissenschaftstheorie und Analytischen Philosophie. Bd. 1. Berlin, Heidelberg, New York 1969. 1. Wissenschaftliche Erklärung und Begründung. 1969.

[36] S y d e n h a m , Thomas: Thomae Sydenham, M. D., Opera omnia. Edidit Guilielmus Alexander Greenhill, M. D. (Editio altera.) Londini, Impensis Societatis Sydenhamianae, MDCCCXLVI (1846).

[37] T e m k i n , Owsei: Die Krankheitsauffassung von Hippokrates und Sydenham in ihren ,,Epidemien". Archiv für Geschichte der Medizin. Bd. 20, 1928. S. 327–352. [Neudruck 1965.]

[38] Ü b e r l a , Karl: Faktorenanalyse. Eine systematische Einführung für Psychologen, Mediziner, Wirtschafts- und Sozialwissenschaftler. 2. Aufl. Mit 110 Abb. Berlin, Heidelberg, New York 1971.

[39] Ü b e r l a , Karl: Zur Verwendung der Faktorenanalyse in der medizinischen Diagnostik. In: Methods of Information in Medicine. Methodik der Information in der Medizin. Bd. 4, H. 2, 1965. S. 89–92.

[40] V i e h w e g , Theodor: Topik und Jurisprudenz. Ein Beitrag zur rechtswissenschaftlichen Grundlagenforschung. 5., durchges. und erw. Aufl. München 1974. (Beck'sche Schwarze Reihe. Bd. 110.) (1. Aufl. 1954.)

[41] W e i z s ä c k e r , Viktor v.: Euthanasie und Menschenversuche. Heidelberg 1947. (Sonderdruck aus: Psyche. Tiefenpsychologie und Menschenkunde in Forschung und Praxis. 1. Folge 1947.)

[42] W i e l a n d , Wolfgang: Thesen zum öffentlichen Gespräch ,,Diagnose als Problem ärztlichen Erkennens und Handelns". In: Kongreßbericht. 77. Tagung der Nordwestdeutschen Gesellschaft für Innere Medizin. Lübeck 1971. S. 30–32.

[43] Z i m m e r m a n n , Johann Georg: Von der Erfahrung in der Arzneykunst. Zürich 1787.